HEILPFLANZEN
DAS NATURHEILKUNDE BUCH

Lernen Sie die grosse Vielfalt der natürlichen Medizin und Hausapotheke kennen. Schmerzen lindern und Gesundheit verbessern mit Heilkräutern und Nutzpflanzen

Copyright © 2019 – Vital Experts
2. Auflage
Alle Rechte vorbehalten
ISBN: 9781713160069

Herzlichen Dank für den Kauf des Buches. Wir wünschen Ihnen gemütliche Stunden wie auch Spaß beim Lesen.

Wir möchten Sie bitten, eine ehrliche und aufrichtige Meinung abzugeben. Das hilft ungemein weiter und lässt uns nachfolgende Projekte besser gestalten.

Bücher sind nach wie vor ein Mehrwert und durch nichts in unserer heutigen Zeit und unserer Gesellschaft zu ersetzen.

Zu verdanken haben wir diesen Fortschritt und das gedruckte Buch an sich Johannes Gutenberg, der im Jahr 1452 damit begann, ein Buch zu drucken und gesagte Worte und Ideen auf Papier brachte. Aber auch schon in der Antike reiften die ersten Bücher von Hand geschrieben. Seit dem 3. Jahrtausend v. Chr. im antiken Ägypten, wurde Papyrus (Zypressengras) als Beschreibstoff hergestellt. Die Geschichte der Menschheit in verewigter Form entstand.

Wir freuen uns, Ihnen das Thema Heilpflanzen auf unsere Art und Weise vorzustellen und sagen ein recht herzliches Dankeschön für Ihr entgegengebrachtes Interesse und Vertrauen.

Über die Autoren

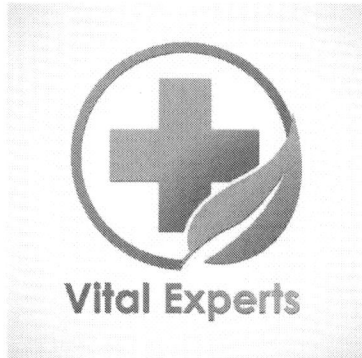

Wir sind ein Team aus 4 Ernährungsberatern und haben im Jahr 2015 das Unternehmen Vital Experts gegründet. Wir alle haben den gleichen beruflichen Werdegang. Vom Profi Sport im Bereich Fitness und Krafttraining bis hin zu gelernten Ernährungs- und Gesundheitsberatern sowie Homöopathen. Wir arbeiten seit vielen Jahren schon zusammen in einem Team und helfen Menschen bei ihren Problemen. Egal ob es um Gesundheit, Heilung, Sport, Abnehmen oder allgemein um die Ernährung geht, wir helfen gerne weiter. Um auch andere daran teilhaben zu lassen, bieten wir eine Auswahl an Sachbüchern im Bereich Gesundheit und Selbstheilung an. Egal ob Sie sich gerade erstmalig mit diesen Themen auseinandersetzen oder bereits zu den Fortgeschrittenen zählen, diese Bücher zeigen umfangreiche, detaillierte und sofort einsetzbare wissenschaftlich fundierte Tipps und Tricks von Experten, damit auch Sie in kürzester Zeit an Ihre Ziele gelangen!

Möchten Sie mehr über uns und unsere weiteren Bücher erfahren? Dann besuchen Sie uns gerne auf unserer Autorenseite unter: **Vital Experts** bei Amazon.

INHALT

Das erwartet Sie in diesem Buch 1

Kapitel 1: Gefahr und Unterschied zwischen Tabletten und Heilpflanzen 3

Kapitel 2: Anzucht, Pflege, Sammeln und Verarbeiten von Heilpflanzen 6

    Anzucht 6

    Pflege 7

    Sammeln und Verarbeiten 9

    Tees 11

    Tinkturen (Essenzen) 12

    Frischsaft 13

    Pflanzenbrei 13

    Kräuter-Dunstumschläge 14

    Salben- und Ölbereitung 14

    Kräuterbad 15

    Schwedenkräuter-Umschlag Schwedenbitter-Umschlag 15

    Schwedenkräuter 16

Kapitel 3: Essbare Heilpflanzen/Heilkräuter 18

    Das Gänseblümchen - Bellis perennis 19

    Der Giersch - Aegopodium podagraria 20

    Der Spitzwegerich/Breitwegerich - Plantago lanceolata 23

    Die Brennnessel - Urtica dioica 24

    Die gelbe Taubnessel/weiße Taubnessel - Lamium galeobdolon/Lamium album 27

    Die Schafgarbe - Achillea millefolium 28

    Die echte Kamille - Matricaria chamomilla 29

    Der Löwenzahn - Taraxacum officinale 31

    Die Ringelblume - Calendula officinalis 33

Der Frauenmantel - Alchemilla vulgaris 35

Das Johanniskraut - Hypericum Perforatum 37

Der echte Lavendel - Lavandula angustifolia 39

Die Brombeere - Rubus fruticosus agg. 40

Die Zitruspflanzen Zitronen und Orangen - Citrus-Arten 41

Gemüse 42

Die Ess-Kastanie, Echte Kastanie - Castanea sativa 45

Der Salbei - Salvia officinalis 46

Der Schnittlauch - Allium schoenoprasum 47

Die Melisse, Zitronen-Melisse - Melissa officinalis 48

Die Pfefferminze - Mental X piperita 48

Der Thymian; Feld- oder Sandthymian - Thymus serpyllum 49

Der Stinkende Storchschnabel - Germanium robertianum 50

Der echte Alant - Inula helenium 51

Die Echte Aloe - Aloe vera 51

Der Baldrian, Großer Baldrian, Arznei-Baldrian - Valeriana officinalis 52

Die Bach-Nelkenwurz - Geum rivale 52

Der Bärlauch, Bärenlauch - Allium ursinum 53

Die Gewöhnliche Brunnenkresse - Nasturtium officinale 54

Das Zinnkraut - Equisetum arvense 55

Das Echte Mädesüß - Filipendula ulmaria 57

Der Ehrenpreis - Veronica officinalis 58

Das Gänse-Fingerkraut - Potentilla anserina 59

Die Gewöhnliche Esche - Fraxinus excelsior 59

Der Ginkgo - Ginkgo biloba 60

Die Goldrute - Solidago virga-aurea 60

Der Hirtentäschel - Capsella bursa-pastoris 61

Der Hopfen - Kumulus lupulus 62

Der Gemeine Hornklee - Lotus corniculatus 63

Der Huflattich - Tussilago farfara 63

Der Kalmus - Acorus calamus 64

Die Große Kapuzinerkresse - Tropaeolum majus 65

Die Käsepappel/Malve - Malva vulgaris 66

Das Echte Labkraut, Gelbe Labkraut - Galium verum 67

Das wahre/weiße Labkraut - Galium 67

Der Nussbaum - Juglans regia 68

Der Odermenning - Agrimonia eupatoria 69

Der Sauerklee - Oxalis acetosella 70

Die Schlüsselblume - Primula officinalis 71

Das Kleinblütige Weidenröschen - Epilobium parviflorum 72

Das Wundklee - Anthyllis vulneraria 72

Kapitel 4: Giftige Heilpflanzen/Heilkräuter 74

Der Beinwell, Beinwurz - Symphytum officinale 75

Der Bärlapp - Lycopodium clavatum 78

Die Trauben-Eiche, Stiel-Eiche - Quercus petraea, Quercus robur ... 79

Der Große Huflattich, Pestwurz - Petasites officinalis 79

Die Mistel - Visum album 80

Die Rosskastanie - Aesculus hippocastanum 81

Das Scharbockskraut - Ranunculus ficaria 82

Das Schöllkraut - Chelidonium majus 82

Der Wurmfarn, Farnkraut - Dryopteris filix-mas 82

Kapitel 5: Vorsichtsmaßnahmen 84

Naturschutz 84

Gesunde und kranke Pflanzenteile 84

Verwechslungsgefahr	84
Orte zum Pflücken	85
Arztbesuch	85
Heilpflanzen als Geschenk Gottes	86
Quellen:	89
Hauptquellen:	89
Unterstützende Internetquellen:	89

Das erwartet Sie in diesem Buch

Was haben Heilpflanzen mit unserer Medizin zu tun? Inwieweit reicht der Einfluss von Heilpflanzen auf unser Leben? Auf der Suche nach den Antworten werden Sie in diesem Buch die geheimnisvollen, aber gleichzeitig einfachen Kräfte der Natur kennenlernen. Kräfte, die nicht nur mit der aktuellen Schulmedizin mithalten können, sondern diese in einigen Fällen auch ersetzen können.

Bitte betrachten Sie dennoch dieses Buch als Hilfsmittel, nicht als kompletten Ersatz für gesundheitliche Beschwerden. Denn als Laie ist es oft schwer, eine Erkrankung richtig einzuschätzen. Sobald Sie wissen, was Sie haben, können Sie nach eigenem Gewissen, Wissen und/oder mit Ihrem Arzt abgesprochen diverse Heilpflanzen verwenden.

Die Worte von Pfarrer Kneipp, „dass für jede Krankheit ein Kräutlein gewachsen ist!", sind gar nicht so abwegig. Überlegen Sie nur einmal, was genau in Ihren Medikamenten drin ist. Es ist immer eine Spur pflanzlicher Bestandteile enthalten. Auch das Antibiotikum, das universelle Medikament gegen bakterielle Erkrankungen, stammt von Mutter Natur ab. Auch hätte der Mensch nie das Narkotikum entdeckt, wäre da nicht eine Pflanze gewesen. Seit einiger Zeit sind viele verantwortungsbewusste Ärzte insgeheim der Meinung, dass eine sanfte Heilung auf pflanzlicher Basis besser ist als gefährliche schmerzstillende und oftmals zu starke Medikamente.

Bei Heilpflanzen muss jedoch unbedingt zwischen essbar und giftig unterschieden werden, da es bei unsachgemäßer Anwendung zu ungesunden Erscheinungen kommen kann. Essbare Heilpflanzen haben wie ihre giftige Verwandtschaft einen genauso großen Heilerfolg und sind sogar dazu geeignet, praktisch kostenlos in die tägliche Ernährung mit aufgenommen zu werden. Es gab sogar schon Fälle, die mit der herkömmlichen Schulmedizin und der weiterführenden Medizin nicht geheilt werden konnten. Aber kaum waren bestimmte Heilpflanzen im Spiel, wurden diese Leiden oft innerhalb weniger Tage oder Wochen geheilt. Und das Beste ist, dass genau diese Pflanzen direkt vor Ihrer Haustür wachsen.

Auch wächst stetig das Interesse an natürlichen Heilmitteln. Immer mehr denkt die Gesellschaft um und versucht mit Mutter Natur im Einklang zu leben. Einige Beispiele sind der Fleischverzicht, aber auch die Verwendung von Natursalben wie Ringelblumensalbe oder Arinikasalbe. Denken Sie nur, wie Sie nicht nur Geld sparen, sondern auch Ihre Leber schonen und Ihre Gesundheit unterstützen könnten.

Kapitel 1: Gefahr und Unterschied zwischen Tabletten und Heilpflanzen

Die Verwendung von Heilpflanzen und Tabletten oder anderen Medikamenten kann gleichsam gefährlich sein. Eine vor drei Monaten eingenommene Schmerztablette mit zu hoher Dosis verursachte bei mir Benommenheit und Schwindelgefühle. Auch ist ein Cocktail verschiedener Medikamente genauso gefährlich wie das Vermischen von diversen Reinigungsmitteln, deren verschiedene Chemikalien gefährliche Dämpfe auslösen, nur dass hierbei keine Dämpfe entstehen. Genauso kann eine Überdosis giftiger Heilpflanzen ähnlich schlimme Gefahren auslösen.

Dennoch gibt es einen gravierenden Unterschied zwischen herkömmlichen Medikamenten und dem Ursprung dieser, den Heilpflanzen. Zur Herstellung von Medikamenten wird der essenzielle Stoff, die Giftstoffe der Heilpflanzen, extrahiert und mit diversen Bestandteilen zu wirksamer Medizin verarbeitet. Bei Heilpflanzen kann zwar die Konzentration von Giftstoffen nicht genau gemessen werden, jedoch enthalten Heilpflanzen Bitterstoffe, die praktisch den Ausgleich zwischen der Giftkonzentration an der schädlichen Grenze auf natürliche Weise regulieren. **Bitterstoffe** sind Stoffe, die für den menschlichen und tierischen Organismus essenziell sind. Sie sind in ihrer Zusammensetzung völlig verschiedene chemische Verbindungen, die durch die Steigerung der Magen- und Gallensaftsekretion gleichsam die Verdauung anregen. Sie schützen die Leber, also das Organ, welches für uns all die Reinigungsarbeiten im Körper durchführen.

Eine funktionierende Leber hat auch die Aufgabe, Zucker zu verarbeiten und durch diese Reinigung den Körper schlank und gesund zu halten. Aber auch Herz, Nieren etc. profitieren durch diese natürlichen

Stoffe in den Heilpflanzen. Bitterstoffe sind Stoffe, die neben diversen Stoffen wie Flavoiden, Gerbstoffen, Ätherischen Ölen, Phytosterole, Saponine und Schleimstoffe zu den heilsamen Bestandteilen gehören.

Flavonoide sind meistens in den Blütenfarbstoffen enthalten, da sie in vielfältigen chemischen Variationen gebräuchlich sind. Ihre Wirkung ist antioxidativ, das heißt, sie fangen freie Radikale auf und nehmen praktisch die Rolle einer schützenden Barriere gegen die Schädigung der Zellen ein. Sie wirken gegen entzündliches Rheuma, Krebs, Multiple Sklerose, aber auch Arteriosklerose und vor allem arbeiten Flavonoide gegen den Alterungsprozess. Genussmittel wie Alkohol und Zigaretten, aber auch der Feinstaub von Autos und Industrie, senken nach und nach die Schutz- und die Reparaturmechanismen des menschlichen Körpers. Gleichsam wirken Flavonoide mit einer starken Schutzwirkung auf die Blutgefäße, was eine leicht entwässernde und entkrampfende Wirkung auslöst. Bakterien, Viren, Allergien und Entzündungen werden von diesem Pflanzenstoff unterdrückt. Fehlt dieser, ist die Bombardierung dieser zerstörenden Stoffe ein sicherer Auslöser für spätere Erkrankungen.

Gerbstoffe haben ein bestimmtes Merkmal, welches alle Gerbstoffe, so unterschiedlich sie auch sind, vereint. Dies sind die Proteine. Gerbstoffe haben seit Beginn an schon immer eine zusammenziehende Wirkung auf Wunden, was zum Blutstillen führt, wobei gleichzeitig Entzündungen, speziell Eiterflüssigkeit, fixiert wird. Bei diesem Vorgang werden Drüsen gehemmt, während gleichermaßen Schmerzreize ausgeräumt werden und im selben Zug die Sekretion von Schleimhäuten beschränkt wird.

Ätherische Öle sind nicht nur ein reizender Duftstoff wie Sie ihn bestimmt von der ein oder anderen Duftlampe kennen oder von diesen Teelichtständern, die oben eine Mulde haben, um dort die Öle einzugießen. Mit einer entzündungshemmenden, gleichsam desinfizierenden und antimikrobiellen Wirkweise übernehmen sie einen wichtigen Teil der Abwehr im Körper. Sie sind leichte flüchtige und flüssige Substanzen, die hauptsächlich in der Kosmetik und in Parfümen Anwendung finden. Mit unterschiedlichen Geschmacksrichtungen ausgestattet sind sie sogar teilweise für die innere Anwendung geeignet, z. B. Badezusätze, Tabletten, flüssige Arznei, aber auch Salben und Tees. Aber auch Gewürze strotzen nur so vor ätherischen Ölen, sehen Sie sich nur mal Kamille, Anis und Co. an.

Phytosterole (Phytosterine) sind Stoffe, die die Aufnahme von Cholesterin vom Dünndarm ins Blut verhindern. In ihrer Wirkung sind sie hemmend durch das Enzym, das für die Nichtumwandlung von Testosteron in dessen funktionierende Form verantwortlich ist. Als Beispiel kann die Brennnessel genannt werden. Ihre sitosterinhaltige Wirkung hat eine starke Heilkraft auf gutartige Prostatavergrößerungen, aber auch auf das Wasserlassen.

Saponine, also seifenähnliche Stoffe, lösen durch ihre entzündungshemmende, ödemausschwemmende Funktion zwar bei sensiblen Menschen Magenprobleme aus, doch die expektorierende Leistung wird sehr gern gegen schwache Venenleiden verwendet. Ein Klassiker unter den saponinhaltigen Pflanzen ist die Rosskastanie.

Schleimstoffe sind die Stoffe, die in Spitzwegerich sowie Moos enthalten sind und die Wasser aufnehmen, wodurch sie vor allem den Bronchien eine Reizlinderung zukommen lassen. Sie wirken praktisch beruhigend auf die Schleimhäute.

Kapitel 2: Anzucht, Pflege, Sammeln und Verarbeiten von Heilpflanzen

Die Anzucht und Pflege von Heilpflanzen ist denkbar einfach. Oftmals müssen Sie nichts weiter tun als sie wachsen zu lassen. Manchmal müssen Sie noch nicht einmal Wasser geben, was jedoch eher weniger ratsam ist, wenn Sie die Kraft der Pflanzen nutzen möchten.

ANZUCHT

Heilpflanzen sind praktisch Wildpflanzen. Und Wildpflanzen haben eine unglaubliche Kraft, durchzuhalten und selbst unter den widrigsten Umständen zu gedeihen. Nehmen Sie als Beispiel nur einmal die bekannte Pflanze Spitzwegerich. Meist werden solche Pflanzen heute leider noch immer als Unkraut bezeichnet. Giersch ist eines der Beispiele, welche trotz der langsam anwachsenden Akzeptanz von Wildpflanzen noch immer gehasst werden. Geben Sie nur einmal das Wort Giersch in die Google-Suchmaschine ein. Über 99 % der Suchergebnisse sind Berichte und Tipps, wie man Giersch bekämpfen kann. Nur das letzte Prozent ist ein kleiner Widerstand, der Giersch für seine unglaubliche Heilkraft würdigt. Ein großes Glück ist, auch wenn diese Ansicht nicht alle teilen, die starke Wucherung genau dieser Pflanzen. Sehen Sie sich nur einmal Giersch an. Wie oft und mit welcher Intensität haben Gärtner versucht, ihn loszuwerden? Und versuchen dies noch heute?

Eine ganz einfache Möglichkeit ist es, Mörtelkübel, große Blumenkübel, etc. zu verwenden. Achten Sie nur darauf, dass diese sauber sind und im Boden genügend Löcher für den Wasserablauf vorhanden sind. Auch die Erde ist problemlos zu besorgen. Manche Pflanzen benötigen nicht einmal besonders nahrhaften Boden. Eine gute Methode ist es, ein wenig gute Pflanzenerde mit Erde aus Kompost zu nehmen. Fragen Sie einfach mal in Ihrer Gemeinde nach. Viele Gemeinden und Städte haben für Gärtner einen Ort, an dem man Erde oft kostenfrei oder nur für kleines Geld erhalten kann. In meinem Heimatstädtchen muss ich nur 4 Euro pro ha Erde zahlen. Ist die Erde etwas nährstoffarm, macht das auch nichts. Einige Pflanzen sind sogenannte Starkzehrer, die alle drei Monate, sind die Wurzeln in Kübeln gefangen, genügend Dünger brauchen.

Genauso können Sie diese Wildpflanzen überall kultivieren. Natürlich sollten Sie bedenken, dass sie selbst als widerstandsfähigste Pflanzen auch Bedürfnisse haben und wenigstens ein wenig Sonne und Wasser am Tag brauchen. Sie wachsen genauso gut in einem kleinen Topf am Fensterbrett, in einer Metallwanne, etc. Probieren Sie es einfach aus.

Spezialtipp

Ein besonderer Tipp ist es, einfach ein Stück Ihres Gartens, einen Kübel, etc. stehen zu lassen, ohne diesen zu bepflanzen oder etwas auszusäen. Lassen Sie die Pflanzen zu Ihnen kommen. Die Pflanzen, die Sie brauchen, werden zu Ihnen kommen. Bei einem Hauskauf wurde z. B. ein Jahr später festgestellt, dass der Rasen vor dem Haus voll mit einem Teppich Gänseblümchen zugewachsen war. Im Nachhinein kam heraus, dass die Eigentümerin mit starker Akne zu kämpfen hatte.

PFLEGE

Die pflegeleichten Wildpflanzen wachsen auch ohne Ihr Zutun. Wenn Sie einen Spaziergang machen und die Natur beobachten, werden Sie verstehen, dass diese Pflanzen die reinsten Überlebenskünstler sind. Haben Sie die Pflanzen ausgesät und eingepflanzt, sind die einzigen Aktivitäten, die Sie tätigen müssen, gießen, gelegentlich düngen und jäten. Denn der starke Wuchs der Pflanzen führt vor allem in Kübeln schnell zu Platzmangel. Entfernen Sie auch die alten Pflanzenteile, auch direkt über den Wurzeln wie z. B. beim Beinwell, das fördert das Wachstum. Bei der Pflege von Ringelblumen schneiden Sie die verblühten Blütenköpfe ab.

Wenn Sie im Folgejahr noch Ringelblumen haben wollen, lassen Sie die Hälfte der Blütenköpfe stehen und ernten Sie entweder die Samen oder lassen Sie die Ringelblumen sich selbst aussähen. Das Abschneiden der alten Blütenköpfe fördert das Nachwachsen weiterer, frischer Blütenköpfe. Selbst Trockenheit macht den Pflanzen meist nichts aus, mit Ausnahme von Ringelblumen und einigen anderen eher weniger hartgesottenen Pflanzen. Nach einer kurzen Regenerationsphase erholen sich die Pflanzen sogar schnell von einer heißen Dürreperiode.

Tipp: Verwenden Sie keinen Kunstdünger. Kunstdünger ist schnell verbraucht und hat die Eigenschaft, den Boden auszulaugen. Machen Sie lieber eine gülleähnliche Lauge aus Beinwell und/oder Brennnesseln. Diese Lauge lassen Sie einfach in einem abgeschlossenen Fass, bitte keines mit rostigen Flecken, Holz, etc. Nehmen Sie ein starkes Kunststofffass oder einen Eimer, den Sie abdecken können. Rühren Sie einmal täglich darin und lassen Sie es gären. Im Internet finden Sie Rezepte zum Herstellen einer solchen Lauge, die geruchsneutral ist. Ist Ihnen der Gestank egal, lassen Sie die Pflanzenteile einfach im Wasser gären.

Die Heilpflanzen für den Winter vorzubereiten, ist in den meisten Fällen nicht notwendig, da sie winterfest sind. Wie sonst sollten Spitzwegerich und Co. in der Natur selbst überleben? Mit Ausnahme von Ringelblumen sind fast alle Heilpflanzen stark gegen die Kälte. Schützen Sie Ihre Pflanzen in den Kübeln, selbst wenn diese winterfest sind. In den Kübeln und Töpfen sind die Wurzeln anfälliger als wenn sie direkt im Erdboden gepflanzt sind. Zum Schutz Ihrer Kübelpflanzen besorgen Sie sich einfach Tannenzweige und evtl. grob geschnittenes Stroh, was Sie auf die Erde legen, sollte dies notwendig sein. Die Zweige schützen vor der Schneeschicht und das Stroh isoliert besonders empfindliche Pflanzen vor der Kälte. Entfernen Sie die alten Pflanzenteile beim Rückschnitt mit. Beim Beinwell habe ich festgestellt, dass die Wurzeln von den abgestorbenen und vergammelten Blattstümpfen entfernt werden sollten. Die Pflanzenteile können Sie dann weiterverarbeiten. Führen Sie diese Pflege spätestens im Oktober durch. Es reicht, wenn Sie mit dem

Schützen vor dem Winter Ende November, Anfang Dezember beginnen. Schneit es früher, ist es sinnvoll, die Zweige eher zum Schutz vor dem Schnee auf die Erde zu legen.

SAMMELN UND VERARBEITEN

Das Sammeln und Verarbeiten der Pflanzenteile ist genauso unterschiedlich wie jede Pflanze selbst. In den meisten Fällen ist es sehr einfach, die Pflanzenteile zu ernten und zu verarbeiten. Allgemein ist zu beachten, dass das Wissen, wie Heilpflanzen gesammelt, aufbewahrt und verarbeitet werden, als Grundlage vorhanden sein muss, um überhaupt mit ihnen umgehen zu können.

Sammeln

Jedes Kraut sollte am richtigen Ort, zur richtigen Zeit und auf die richtige Art und Weise gesammelt werden. Am besten wirken frisch geerntete Pflanzen, was bei schweren Erkrankungen unbedingt notwendig ist. Im zeitigen Frühjahr können Sie bereits Ende Februar bis tief in den November hinein Pflanzen finden. Manche Pflanzen sind sogar im Winter auffindbar, graben Sie nur einmal unter der Schneedecke. Trocknen Sie für den Winter nur eine begrenzte Menge an Heilkräutern, denn je länger sie gelagert werden, desto weniger Heilkraft werden sie enthalten.

Zur Ernte der Pflanzenteile ist zu beachten, dass die Blüten zu Beginn der Blütezeit, die Blätter vor und während der Blütezeit und die Wurzeln im frühen Frühjahr oder im Herbst ausgegraben und die Früchte zur Zeit der Fruchtreife geerntet werden. Pflücken Sie unbedingt nur gesunde Pflanzenteile. Blüten, Blätter, Wurzeln und Früchte mit Krankheitsflecken, Ungezieferbefall, etc. dürfen Sie nicht verwenden. In Ihrem eigenen Garten lohnt es sich, diese Teile zu entfernen, um damit das Wachstum der Pflanzen zu fördern. Achten Sie aber auch darauf, an welchem Ort Sie die Pflanzen pflücken. Eine Wiese oder ein Feld, welches frisch mit Gülle oder Spritzmitteln bearbeitet wurde, sollten Sie unter allen Umständen für diesen Fall meiden. Auch Autobahnen, verkehrsreiche Straßen, Industrieanlagen und Orte, die viel von Radfahrern, Wanderern, Hundehaltern etc. besucht werden, sind ebenso ungeeignet. Kot, Chemikalien und andere Unreinheiten verunreinigen die Pflanzen und sind ein Anzeichen dafür, dass die Heilpflanzen dadurch unwillkommene Giftstoffe angesammelt haben. Beim Sammeln reißen Sie bitte niemals die Pflanzen aus. Die Natur zu schützen und zu ehren ist in der Nutzung der Heilpflanzen oberstes Gebot. Nehmen Sie ein sauberes Messer und mehrere Stofftaschen für jede Pflanzenart mit, die Sie sammeln möchten. Alternativ können Sie auch einen Korb oder Ähnliches mitnehmen. Auch dürfen Sie die Pflanzen nicht zerdrücken. Ebenso ist Plastik denkbar ungeeignet, um die Pflanzenteile zu transportieren. Durch das Schwitzen werden diese nämlich beim Trocknen schwarz.

Trocknen

Vor dem Trocknen werden die Pflanzenteile nicht gewaschen, aber kleingeschnitten. Klopfen Sie evtl. Erdreste oder Ähnliches direkt vor dem Kleinschneiden ab. Die kleingeschnittenen Kräuter müssen dann locker auf Tücher, z. B. Geschirrtücher, Küchenrollen oder unbedrucktes Papier, ausgelegt werden. Im Schatten und/oder an luftigen, warmen und vor der Sonne größtenteils geschützten Orten werden diese dann getrocknet. Dazu eignet sich z. B. der Dachboden besonders gut. Allerdings brauchen Sie manchmal die Trocknung mit künstlicher Wärme, was lediglich Pflanzenteile wie Wurzeln, Rinden oder sehr saftige Pflanzenteile betrifft. Überschreiten Sie dabei nicht die 35 Grad-Grenze. Wurzeln müssen Sie allerdings gründlich waschen, da Sie ja keine unnötigen Erd- oder Tierreste in Ihrem Endprodukt haben möchten. Diese Wurzeln schneiden Sie am besten vor dem Trocknen. Merken Sie beim Anfassen, dass die Kräuter so trocken sind, dass sie Ihnen unter den Fingern weg bröseln, sind sie bereit, um in Ihren Wintervorrat zu wandern. Nehmen Sie dafür am besten Gläser mit einem guten Schraubverschluss oder

Ähnliches. Auch ein Karton, der relativ dicht verschließbar ist, ist nutzbar. Bitte nehmen Sie keine Plastikbehälter, Plastiktüten etc. und keine Dosen. Durch das Plastik und das Metall verderben Ihre Heilkräuter über den Winter. Ich verwende mit Vorliebe Gläser, z. B. Einmachgläser, Marmeladegläser etc. Schützen Sie unbedingt Ihre Kräuter vor Licht. Wollen Sie sichergehen, nehmen Sie bunte Gläser, z. B. in grün, diese sind am besten. Vor dem Einlagern in die Gläser denken Sie bitte immer daran, die Gläser gut zu reinigen und zu desinfizieren. Ich spüle sie in der Spülmaschine und desinfiziere sie mit einem guten Wundantiseptikum aus der Apotheke. Trocknen Sie auch nur für einen Winter, denn die Kraft der Kräuter schwindet, je länger sie der Lagerung ausgesetzt sind.

Zubereitung

Zubereitungsmöglichkeiten der Heilpflanzen gibt es zahlreiche. Jede Methode hat ihr eigenes Haltbarkeitsdatum und ihre persönliche Wirkungsweise. Je nach Beschwerden wird aus den Anwendungsmöglichkeiten die richtige Methode ausgewählt.

TEES

Tee als Aufguss oder zum Aufbrühen

Um die Kräuter für den Tee zu verwenden, müssen die frischen Pflanzenteile zerschnitten werden. Geben Sie nicht mehr als die vorgegebene Menge in den Krug oder die Tasse. Meiden Sie auch metallene Teebehältnisse. Das erhitzte Wasser wie bei der gewöhnlichen Teezubereitung über die Pflanzenteile in Sieb oder Teeei gießen und die Mischung je nach Frischegrad ziehen lassen. Lassen Sie **frische Kräuter** nicht länger als eine halbe Minute ziehen. Dadurch erhält Ihr Tee eine helle Farbe, meist hellgelb oder hellgrün. Bei **getrockneten Kräutern** lassen Sie Ihren Tee ca. ein bis zwei Minuten ziehen. Wird der Tee auf diese Weise zubereitet, ist er nicht nur schöner anzusehen, sondern auch für den Magen angenehmer. Achten Sie unbedingt darauf, Heiltees generell über den Tag verteilt schluckweise zu trinken. Eine allgemeine Richtlinie zum Mischverhältnis zwischen Pflanzenteilen und Wasser ist, pro 1/4 Liter etwa 1 gehäuften Teelöffel zu verwenden. Allerdings kann dies je nach Erkrankung und Heilpflanzenart variieren.

Tee aus Kaltauszug

Der Kaltauszug ist für Heilpflanzen gedacht, die keinen heißen Aufguss vertragen. Darunter fallen u. a. Käsepappel, Mistel, aber auch Kalmus. Dazu werden die Pflanzen in den jeweils angegebenen Mengen eingelegt in kaltes Wasser. Dort ziehen sie dann zwischen 8 bis 12 Stunden. Tun Sie dies am besten über Nacht, dann können Sie den Tee am nächsten Morgen genießen. Wärmen Sie das über Nacht stehen gelassene Wasser auf Trinktemperatur auf und füllen Sie es in eine Thermoskanne, jedoch nur so viel, wie Sie am Tag trinken dürfen.

Besonders wirksam ist es, eine **Mischung aus Teeaufguss und Kaltauszug** zu verwenden. Dazu sieben Sie die über Nacht gezogenen Kräuter ab, übergießen den Rückstand der Kräuter mit der anderen Hälfte der Wassermenge heiß, dann seihen Sie die Mischung wieder ab. Durch diese Vermischung von Kaltauszug und Absud werden sowohl die im heißen Wasser löslichen als auch die im kalten Wasser löslichen Inhaltsstoffe besser ausgelöst und bilden damit eine bessere Heilbasis.

TINKTUREN (ESSENZEN)

Für diesen Vorgang benötigen Sie 38-40 %-igen Korn- oder Obstbranntwein. Besorgen Sie sich am besten eine Flasche, natürlich können Sie auch ein anderes Behältnis nehmen, dieses muss jedoch verschließbar sein. Übergießen Sie dann die Kräuter in der Flasche bis zum Hals der Flasche. Nun müssen Sie etwas Geduld mitbringen. Platzieren Sie das Gefäß an einem angenehmen Ort mit Zimmertemperatur von etwa 20 Grad und lassen Sie es mindestens 14 Tage dort stehen. Schütteln Sie es des Öfteren, je nach Bedarf täglich. Ist die Zeit um und die Tinktur fertig, seihen Sie die Pflanzenteile ab und lagern Sie die Flasche dunkel. Je nach Anwendungsmöglichkeit können Sie die Tinktur innerlich tropfenweise, im Tee verdünnt oder, wie sie am meisten angewendet wird, als Umschläge oder Einreibung auf den betreffenden Hautstellen, benutzen.

Achtung: Alkohol trocknet die Haut aus. Bei Pergamenthaut, empfindlicher Haut, etc. prüfen Sie erst einmal, ob die betroffene Haut die Anwendung verträgt. Treten Brennen, Ausschlag, Schmerzen oder Hautrötungen auf, beenden Sie die Anwendung, besuchen Sie Ihren Arzt und ziehen Sie eine sanftere Heilmethode vor.

FRISCHSAFT

Der Frischsaft der Pflanzen eignet sich speziell zum Betupfen kranker Hautstellen sowie zur tropfenweise Einnahme. Hierzu können Sie sich eine Haushaltszentrifuge besorgen, die Ihnen die Arbeit der Zerkleinerung und des Auspressens abnimmt. Verwenden Sie die Pflanzensäfte frisch und füllen Sie diese in kleine, gut verschlossene Flaschen. Im Kühlschrank halten sich die Pflanzensäfte sogar einige Monate.

PFLANZENBREI

Manche Erkrankungen benötigen eine Auflage eines Pflanzenbreis. Walken Sie dazu die Blätter und die Stengel auf einem Holzbrett, ein einfaches Nudelholz reicht völlig aus. Später streichen Sie den Brei auf ein Leinentuch, legen die breiige Seite auf die kranke Hautstelle, verbinden diese und wärmen sie. Am besten lohnt es sich, den Breiumschlag nachts zu machen, natürlich fest verbunden, sodass der Pflanzenbrei nicht Ihre Bettwäsche verunreinigt.

KRÄUTER-DUNSTUMSCHLÄGE

Als ein weiterer Umschlag ist der Kräuter-Dunstumschlag möglich. Um diesen Umschlag zu machen, kochen Sie Wasser in einem Topf, hängen Sie ein Sieb darüber und legen Sie die Pflanzenteile in das Sieb, egal ob diese Pflanzenteile getrocknet oder frisch sind. Anschließend decken Sie den Topf ab. Warten Sie einige Zeit ab und nehme Sie die aufgeweichten, warmen Kräuter aus dem Sieb in ein leicht gewebtes Leinentuch. Dieses Tuch wird dann auf die kranken Stellen aufgelegt und mit einem Wolltuch überdeckt. Binden Sie zur Sicherheit den Umschlag mit weiteren Tüchern fest. Wichtig ist vor allem, dass der Erkrankte dies zwischen zwei Stunden und einer Nacht einwirken lassen muss. Er darf dabei kein Kältegefühl empfinden. Besonders Zinnkraut eignet sich für solche Umschläge.

SALBEN- UND ÖLBEREITUNG

Hauptsächlich werden bei der Anwendung von Heilpflanzen neben Bädern und Pflanzenbreiauflagen Salben und Öle hergestellt. Diese sind sehr praktisch und können auch auf Reisen mitgenommen werden. Zur Herstellung solcher Salben und Öle benötigen Sie gute Öle oder gutes Schweineschmalz. Auch ist es lohnenswert, Lanolin, was auch unter dem Begriff „Wollfett" bekannt ist, mit einzubinden. Lanolin wird aus dem Fett bei der Wollgewinnung hergestellt und ist in der Lage, wasserlösliche Stoffe aus den Pflanzenteilen zu gewinnen. Wollen Sie eine Salbe oder ein Öl selbst herstellen, machen Sie ein Wasserbad und stellen Sie einen Topf in das Wasserbad, in dem Sie das Öl oder das Fett mit den Pflanzenteilen schonend zu einem schlaffen Brei zerkochen und über Nacht stehen lassen. Am nächsten Morgen seihen Sie das Öl oder das Fett ab. Die alten Pflanzenreste können Sie unter Umständen noch mehrmals für Auflagen verwenden.

KRÄUTERBAD

Oftmals sind Bäder nicht nur entspannend, sondern haben auch einen heilenden Charakter. Vor einiger Zeit hatte ich mir den Fuß verknackst und die Zerrung hatte mir große Schmerzen bereitet. Als ich dann ein Beinwall-Sitzbad versuchte, waren die Schmerzen für den Rest des Tages wie weggeblasen. Dazu müssen Sie die Heilpflanzenteile über Nacht in kaltem Wasser ansetzen. Am nächsten Morgen erwärmen Sie das Wasser und gießen, je nach Art von Vollbad oder Sitzbad, die entsprechende Menge ins für Sie angenehme Badewasser. Die Temperatur ist nicht wichtig. Für den Erkrankten muss die Temperatur angenehm sein, also gibt es hierfür keine Vorgaben. Für ein Vollbad brauchen Sie ca. 200 g getrocknete oder frische Heilkräuter. Wollen Sie nur ein Sitzbad machen, verwenden Sie jeweils bei frischen oder getrockneten Kräutern etwa 100 g. Das Sitzbad hat die Besonderheit, dass Sie es mehrmals verwenden können. Auch ein Fußbad ist möglich, Sie müssen nur die Menge der Kräuter anpassen.

Vorsicht: Bleiben Sie nur 20 Minuten in der Wanne und lassen Sie das Wasser nicht über das Herz kommen. Trocknen Sie sich auch nicht danach ab. So können die Wirkstoffe ihre volle Kraft auch im Nachhinein nachhaltig entfalten.

SCHWEDENKRÄUTER-UMSCHLAG
SCHWEDENBITTER-UMSCHLAG

Schwedenkräuter-Umschläge sind ein altes Hausmittel, welches bereits viele Krankheiten, die als hoffnungslos abgestempelt wurden, ausgeheilt hat. Dazu muss ein Stück Watte oder Zellstoff, die Größe ist je nach der behandelnden Stelle anzupassen, befeuchtet werden mit Schwedenbittertropfen. Tragen Sie vorher Ringelblumensalbe oder Schweinefett auf, um zu verhindern, dass der Alkohol die Haut austrocknet. Zum Schutz Ihrer Kleidung legen Sie darauf ein Stück Plastikfleck, danach binden Sie ein warmes Tuch darum. Dazu können Sie z. B.

wiederverwendbare Baumwollbinden nutzen. Je nach Verträglichkeit kann die Dauer der Anwendung zwischen 2 Stunden bis zu einer Nacht betragen. Vorteilig ist auch, dass man mit diesen Umschlägen nicht zwangsweise ans Bett gefesselt ist.

Achtung: Achten Sie auf die Haut. Tritt nach der Behandlung Juckreiz auf, streichen Sie Ringelblumensalbe darauf, um die Haut zu beruhigen. Vergessen Sie das einfetten der Haut vorher, werden Sie mit Rötungen, Juckreiz etc. kämpfen müssen. Treten Allergien auf, ist es möglich, die Umschläge entweder kürzer oder mit längeren Abschnitten zwischen den Behandlungen anzuwenden. Allerdings ist es ratsam, diese wegzulassen und vorher einen Arzt aufzusuchen.

SCHWEDENKRÄUTER

Die Schwedenkräuter sind ein kleines Sonderkapitel und für eine Vielzahl von Beschwerden einsetzbar. Zum Ansetzen der Schwedenkräuter wird 40%-iger Kornbranntwein benötigt, der in einer breithalsigen 2-Liter-Flasche 14 Tage mit den enthaltenen Kräutern ziehen muss. Dazu gehören z. B. Angelikawurzel, Eberwurzwurzel, Manna, Theriak Venezian, Rhabarberwurzeln etc. Alles in allem sind Schwedenkräuter sehr speziell und je nach Mischung gegen einige Beschwerden einsetzbar. Z. B. ist es möglich, mit Schwedenkräutern **Nachwehen** zu lindern oder **Gelbsucht und Darmverschluss**, aber auch eine **Fleischvergiftung** etc. Persönliche Anwendungen von Schwedenkräutern sind von meiner Mutter überliefert, als sie meinem Bruder, der eine **böse Fingerwunde** hatte, diesen mit Schwedenkräutern behandelt hatte.

Verzehr

Viele Pflanzen sind sogar noch einfacher zu verwenden. Essbare Wildpflanzen sind gleichsam auch Heilpflanzen. Das Verspeisen von Spitzwegerich, Breitwegerich etc. in Rohform ist der schnellste Weg, sich die heilende Kraft der Kräuter zunutze zu machen. Gemüse gehört auch zu dieser Überkategorie. Interessant sind vor allem Wildsalate. Modern geworden sind Kräuterwanderungen und die Umsetzung vieler Rezepte.

Achtung: Einige Pflanzen sind unbegrenzt genießbar, doch gibt es auch einige essbare Wildpflanzen, die nur in Maßen genossen werden dürfen, da ein übermäßiger Verzehr auch zu Vergiftungserscheinungen führen kann.

Kapitel 3: Essbare Heilpflanzen/Heilkräuter

Die Unterteilung von Pflanzen wird im Allgemeinen nicht nur in essbar und giftig vorgenommen. Vor allem Giftpflanzen sind besonders starke Heilpflanzen, die das Wissen über sie erforderlich machen, um sie zielsicher und heilbringend einsetzen zu können. Aber vor allem auch viele essbare Pflanzen haben eine große Heilwirkung. Der Unterschied zwischen dem Gemüse und den Wildpflanzen ist, dass vor allem die Wildpflanzen mehr Bitterstoffe und Nährstoffe wie Eiweiß, Calcium, Magnesium und Eisen enthalten. Beispielsweise haben Brennnesseln pro 100 g 5,9 g pflanzliches Eiweiß. Zum Vergleich enthält kultivierter Rosenkohl bei derselben Menge nur 2,8 g pflanzliches Eiweiß. Der Nähr- und Gesundheitswert von Bitterstoffen ist besonders wichtig., denn Bitterstoffe schützen die Leber, das Organ, das für die Reinigung unseres Körpers zuständig ist. Auch in giftigen Wildpflanzen sind Bitterstoffe enthalten und balancieren sogar bis zu einer bestimmten Grenze die giftigen Bestandteile aus.

Vor allem der Mangel an Bitterstoffen im herkömmlichen Gemüse lässt teilweise Mangelerscheinungen aufkommen. Insbesondere Zucker verursacht als Zellgift neben unschönen Fettansetzungen auch viele Krankheiten wie Diabetes usw. Auch hier ist die Leber dafür zuständig, den Zucker praktisch zu neutralisieren. Ein Grund, weshalb wohl ein Großteil der Bevölkerung Probleme mit dem Gewicht hat. Denn funktioniert die Leber ohne belastende Neutralisierungsarbeiten gegen Zucker und andere körperfremde Gifte, tritt automatisch ein rundum gesundes Körpergefühl ein. Mit dem Verzehr von essbaren Heil- und Wildpflanzen lässt sich damit ein guter Mehrwert für die Gesundheit schaffen.

Unter jede in den nächsten Kapiteln aufgeführten Pflanzen wird dies neben der Wirkung und weiteren interessanten Details in praktischer Weise aufgeführt.

Tipp für den Salatliebhaber und Gemüseesser

Die folgenden Wildpflanzen sind sehr lecker in den verschiedensten Wildpflanzengerichten: Das Gänseblümchen, der Giersch, Spitz-/Breitwegerich, die große Brennnessel, die Schafgarbe, die Taubnessel, die Echte Kamille und der Löwenzahn.

Hinweis: Bei der Auflistung der Heilpflanzen bin ich von meiner Auffassung ausgegangen, und zwar so, wie ich die Wichtigkeit dieser Pflanzen persönlich einschätze. Denn ein Grundstock an essbaren Heilkräutern ist nahezu eine Pflicht, die man sich selbst schuldig ist. Allein die essbaren Heilpflanzen, Brennnessel, Kamille, Löwenzahn, Spitzwegerich, Gänseblümchen, Schafgarbe, der Giersch und die Taubnessel, sind schon meisterlich in der Bekämpfung aller Beschwerden. Ich schätze und ehre die anderen Pflanzen natürlich gleichsam, doch es ist wie im Kleiderschrank. Man hat einen Grundstock an Kleidungsstücken, die man trägt und der Rest ist genauso wichtig, hat aber „nur" eine ergänzende Funktion. Versuchen Sie einmal, die Heilpflanzen, die Sie in der ersten Hälfte des Kapitels der essbaren Heilpflanzen vorfinden. Natürlich können Sie auch gerne alle anderen verwenden, wie Sie es brauchen. Die Welt der Heilpflanzen steht Ihnen weit offen.

DAS GÄNSEBLÜMCHEN - BELLIS PERENNIS

Das winterharte Gänseblümchen ist eine der bekanntesten und beliebtesten Blumenarten. Wer hat sich nicht schon einmal als Kind einen Kranz aus Gänseblümchen geflochten? Oder heißt es nicht, dass wenn der Fuß auf fünf Gänseblümchen gleichzeitig tritt, der Frühling richtig in den Anfängen liegt? Aber auch das Gänseblümchen gehört zu den essbaren Heilkräutern. Es ist mit all seinen Pflanzenteilen essbar und es lohnt sich, diese schönen Blumen auch im eigenen Garten zu ziehen. Zudem sind sie extrem pflegeleicht und haben eine zusammenhaltende Funktion für den Erdboden durch ihr Wurzelwerk.

In der Anwendung ist das Gänseblümchen sehr leicht. Als **Tee** ist es ein sehr milder Tee, aber auch das einfache Abessen hat seinen Reiz. Packen Sie diese wunderschöne kleine Blume in Ihren Salat, dazu können Sie sowohl die Blüten, als auch die Blätter verwenden. Wollen Sie **Umschläge** gegen **Prellungen, Verstauchungen und Wunden** machen, walken Sie einfach die Blüten und Blätter in einem Umschlag. Danach geben Sie die Masse in einem Tuch gewickelt auf die betroffene Stelle. Vor allem wenn Sie an **Akne oder unreiner Haut** leiden, ist das **Abessen** des Gänseblümchens eine einfache, entspannte und äußerst wirksame Methode. Denn das Gänseblümchen erinnert unsere Schilddrüse und unsere Hormone daran, nicht alles in der Haut abzuladen. Das Gänseblümchen enthält besonders viele Saponine, die eine blutreinigende Wirkung haben, aber auch eine Menge an Vitamin C, was es neben den Ballaststoffen, den Bitterstoffen etc. zu einem äußerst leckeren Gericht und gleichzeitig zu einer mächtigen Heilpflanze macht.

DER GIERSCH - AEGOPODIUM PODAGRARIA

Jeder kennt ihn und leider wird er als Unkraut beschimpft und es wird versucht, ihn mit fast allen Mitteln auszurotten. Glücklicherweise ist Giersch nicht nur winterhart, sondern lässt sich nur extrem schwer ausrotten. Dabei hat Giersch einen nicht zu verachtenden Wert in der Pflanzenheilkunde und hat sogar noch einen frischen Salatgeschmack, der nicht einmal bitter oder säuerlich ist. Auch ist er unter den Bezeichnungen Gichtkraut, Zipperleinkraut, Geißfuß, Podagrakraut, Dreiblatt oder Zaun-Giersch bekannt. Er wächst gern in halbschattigen Ecken, verträgt aber auch sehr gut die volle Sonne. Diese mächtige Heilpflanze kann bis zu 90 cm hoch werden, bildet doppelt dreizähnige Blätter aus, hat Stengel, die sowohl hohl als auch kantig sind, und trägt zur Blütezeit weiße Blüten und eierförmige Früchte.

Das einfache Essen der Blätter ist die gängigste Methode. Sogar Kindern schmecken diese Blätter, anders als bei der Brennnessel, selbst wenn sie noch so wählerisch sind. Für Heilzwecke sind besonders die Blätter, Wurzeln und Sprossen, aber auch die Früchte interessant. Während Sie die Blätter und Sprossen zwischen Mai und Juli ernten können, sollten Sie die Wurzeln entweder im Frühling oder im Herbst ausgraben. Die Früchte aber zwischen Juli und August einsammeln.

Mit zahlreichen Inhaltsstoffen kann der Giersch sogar die härtesten Kritiker überzeugen – mit Ausnahme von hartgesottenen Gärtnern, die ihre Zierpflanzen schützen wollen. Neben reichhaltigen Inhaltsstoffe wie ätherische Öle, pflanzliche Proteine, Kupfer, Mangan, Calcium, Kalium, Magnesium, Kaffeesäure, Saponin, Harz, Chlorogensäure, Phenolcarbonsäuren, Polyine, Cumarine, Flavonolglykoside, Hyperosid, Provitamin A und Isoquercitrin ist Giersch auch noch mit einem riesigen Gehalt an Vitamin C gesegnet. Er hat 4-mal so viel Vitamin C wie eine herkömmliche Zitrone, sogar 15-mal mehr als ein gewöhnlicher Kopfsalat. Er wirkt in seiner heilenden Funktion gleichsam abführend, harntreibend, entzündungshemmend und beruhigend. Aber auch entwässernd, antirheumatisch, verdauungsanregend, entgiftend, blutstillend und appetitanregend.

Sie können Giersch nicht nur **essen**, sondern ihn als auch **Tee** zubereiten. Dazu nehmen Sie, anders als beim Grundrezept, zwei Esslöffel des Krautes für etwa 250 ml und lassen ihn 5 Minuten ziehen. Vor allem ist Giersch äußerst vielfältig. Z. B. kann er auch als Badezusatz verwendet werden oder als **Umschlag**, für welchen Sie die Pflanzenteile nur ein wenig walken müssen. Die natürliche Wirkung gegen Gicht und Rheuma hat essenzielle Wirkungsgrade dieser besonderen Heilpflanze. Vor allem als Frühjahrskur können Sie frische, junge Triebe genießen. Von ihrer Wirkung her finden Sie sowohl die Anwendung gegen **Gicht, Rheuma, Blasenentzündung, Durchfall, Husten, Insektenstiche, Hämorrhoiden, Ischia, Hautverletzungen**, aber auch gegen **Krampfadern, Skorbut, Verstopfung, Übergewicht und Arthrose**.

Betrachtet man die Tatsache, dass die Volkskrankheiten mit dem Zutun dieser einen Pflanze behandelt werden könnten, würden weit weniger Menschen mit Gicht, Rheuma oder andere Gelenkserkrankungen leben müssen. Außerdem löst Giersch belagerte Harnsäurekristalle aus und schwemmt sie im selben Zuge aus dem Körper. Wollen Sie einen **Umschlag** gegen die speziellen Volkskrankheiten **Gicht, Rheuma und Arthrose** machen, verwenden Sie einfach das frische Kraut. Gegen **Blasenentzündung** hilft er vor allem als **Tee**, gegen **Insektenstiche und Sonnenbrand** als **frischer Pflanzenbrei**, der auf die betroffene Stelle gegeben wird und als **Badezusatz** sind besonders gut **Hämorrhoiden, Rheuma, Ischias oder Gicht** ausheilbar. Dafür nehmen Sie einfach 150 g trockene Gierschwurzeln inkl. frische Blätter. All dies gießen Sie in einem Liter Wasser auf und kochen die Masse. Nach max. 15 Minuten ziehen lassen seihen Sie es einfach ab. Geben Sie den Absud ins Badewasser, bleiben Sie aber nicht länger als 15 Minuten darin.

Anschließend halten Sie sich warm und genießen die Ruhe. Genauso wertvoll ist der Gesundheitsbeitrag von Giersch für den **Stoffwechsel** und die Harnorgane. **Essen** Sie Giersch, beugen Sie einem **Schlaganfall** vor und geben Ihren **Verdauungsorganen** ein heilsames Mittel ohne Nebenwirkungen. Besonders interessant für Menschen mit schwachem Bindegewebe ist auch, dass Giersch den **Körper entsäuert** und das **Bindegewebe stärkt**. Zuletzt eignet sich Giersch nicht nur zum Naschen von der Pflanze direkt in den Mund, sondern kann auch wunderbar als Beilage für Suppen, Salate, Smoothies, Brotaufstriche etc. genossen werden. Wenn Ihre Kinder keinen Spinat mögen, sparen Sie sich die Mühe, **Spinat** zu kaufen und **tauschen** Sie den Spinat lieber gegen Giersch. Genauso gut können Sie auch mit getrockneten oder auch frischen Gierschsamen **würzen**. Verwenden Sie aber für den **Salat** nur junge Blätter. Besonders lecker ist Giersch mit jungen Löwenzahnblättern.

Achtung: Es besteht sehr oft eine Verwechslungsgefahr mit der „Bibernelle", dem „giftigen Bärenklau", dem „Wald-Engelwurz", aber auch dem „giftigen Schierling". Nutzen Sie den Merkspruch: „Drei, drei, drei - bist beim Giersch dabei." Bedeutend nach Nummer 1: Der Blattstiel ist dreikantig, Nummer 2: Das Blatt ist dreigeteilt und Nummer 3: Die Einzelblätter sind ebenso dreigeteilt. Außerdem erinnert der Geruch zerriebener Blätter an Petersilie.

Auch sind die fadenartigen Wurzeln leicht giftig und sollten bei kranken Menschen vermieden werden. Gesunde Erwachsene sind jedoch nicht gefährdet. Achten Sie aber auch darauf, dass es beim Hautkontakt mit den Wurzeln zu Hautreizungen kommen kann.

DER SPITZWEGERICH/BREITWEGERICH - PLANTAGO LANCEOLATA

Der Spitzwegerich, aber auch der Breitwegerich, sind beide extrem robuste Pflanzen. Egal wie sehr Sie versuchen, diese Pflanze aus Ihrem Garten zu bekommen, Sie werden keinen Erfolg haben. Jedoch zählen sowohl der Spitzwegerich als auch der Breitwegerich zu den simpelsten und stärksten Heilpflanzen. Der Geschmack der Blätter ist bitter-herb aufgrund der hohen Bitterstoffkonzentration, aber auch durch die Schleim- und Gerbstoffe. Die Pflanzen, deren lange dünne Blätter in einer Rosette wachsen, ist zugleich **antibakteriell und hustenlösend**. Ein Grund, weshalb diese Pflanze in diversen Hustentees und Hustenmitteln enthalten sind. Doch um Husten zu behandeln, müssen Sie nicht einen Saft zu sich nehmen. Alleine das **Zerkauen der frischen Blätter** lindert bereits nach kurzer Zeit Beschwerden im Hals, z. B. bei Halsschmerzen oder Heiserkeit. Zusätzlich wird durch die wertvollen Nährstoffe das **Immunsystem gestärkt**. Das Trinken von Spitzwegerich ist eine wohltuende Hilfe bei **Halsproblemen**, wenn Sie die Blätter nicht essen möchten oder Ihnen der **Tee** einfach mehr guttut. Ein regelmäßiger Konsum ist also sehr zu empfehlen.

Auch bei **Brennnesselstichen und Insektenstichen** oder **offenen Wunden** reicht es aus, die **Blätter** zerrieben auf die Wunde zu legen. Nicht umsonst wird Spitzwegerich als „Pflaster der Natur" bezeichnet. Haben Sie **Schnupfen**, ist Spitzwegerich ebenso mehr als geeignet. Rollen Sie ein **frisches Blatt** ein und stecken Sie es sich so in die Nase, dass Sie es wieder herausbringen. Passen Sie vor allem bei Kindern auf. Dazu waschen Sie das Blatt, trocknen es und legen es dreifach zusammen. Wenn Sie **Spitzwegerichtee gurgeln**, können Sie sanft gegen **Zahnfisteln** oder andere **Mundprobleme** vorgehen.

Von der Pflanze sind nahezu alle Pflanzenteile genießbar. Auch die Samen, also die Blüte, die die Samen enthält. Vor allem zwei bis vier Blättchen täglich helfen Ihrem Blut. Essen Sie die Blätter entweder so oder mischen Sie sie in Ihren Salat. Vor allem Spitzwegerich eignet sich hervorragend für viele Wildpflanzen-Rezepte und ist wie seine Heilkraft extrem vielseitig.

Wissenswertes: Die Samen des Spitzwegerichs sind auch unter dem Namen Flohsamen bekannt. Und Flohsamen sind nicht nur lecker, sie haben auch einen hohen gesundheitlichen und nahrhaften Wert, da die Samen neben den heilenden Nährstoffen auch mit nahrhaften Ölen durchsetzt sind und damit einen hohen Energiewert aufweisen.

DIE BRENNNESSEL - URTICA DIOICA

Sie wächst überall, pikst und wird von vielen nicht gemocht. Doch gäbe es nur eine einzige Pflanze auf der Erde, wäre es die Brennnessel. Warum? Na, weil diese tolle Heilpflanze so gut wie alles ausheilen kann, wenn sie richtig verwendet wird. Gleichermaßen ist sie ein unglaublich gesunder Snack, der sowohl als Salatbeilage als auch in diversen Wildpflanzenrezepten rein gehört. In Rezepten kann sie als Spinatersatz – Spinat hat ohnehin kaum einen nennenswerten Eisengehalt –, in Smoothies, Käse, Kartoffelprodukten, Milchprodukten und so weiter genossen werden. Die Heilkraft der Brennnessel beginnt schon an der Wurzel, besonders die Samen der Brennnessel sind köstlich. 100 g Brennnessel enthalten mehr Eiweiß als Hülsenfrüchte, nämlich ganze 8 g. Als **Bakterienhemmer** wurde sie sogar beim **Haltbarmachen** von Fisch oder Frischfleisch angewendet. Dazu wurden die Produkte in frische Brennnesselblätter gewickelt und so aufbewahrt. Auch Milch wurde damit länger haltbar gemacht. Einfach eine Handvoll davon in die frisch abgemolkene Milch hineingeben. Nur der Tee schmeckt nicht so gut. Auch sein muffiges Aroma schreckt viele ab. Gibt man jedoch frische Blätter gemeinsam mit Zitronenschalenabrieb hinein, ergibt das ein herrlich frisches Aroma. Dort, wo sie wächst, zeigt sie dem Gärtner, dass der Erdboden an jener Stelle mit einer hohen Stickstoffrate ausgestattet ist, was sie zu einem unverzichtbaren Gartenhelfer und zu einer Zeigerpflanze macht. Auch ist sie auf nahezu jedem Kontinent zu finden. Ein richtiger Allrounder.

Naturkosmetik und Brennnessel ist eine Kombination, die das **Haarwachstum** anregt, allerdings konnte dies noch nicht bewiesen werden. Klar bewiesen ist jedoch, dass die **Durchblutung** angeregt wird, wodurch die Haarwurzeln mit Nährstoffen besser versorgt werden. Kein Wunder also, dass die Brennnessel ihren Einzug in die Naturheilkunde gefunden hat.

Die Brennnessel findet ihren Einsatz nicht nur im Alleingang, sondern auch oft in Kombination mit anderen Heilpflanzen wie z. B. in Tees. Meistens ist es so, dass Erkrankungen der Organe in irgendeiner Form der Auslöser für Ekzeme und vielem mehr sind. Zunächst muss einmal herausgefunden werden, welche Beschwerden vorhanden sind und auf welche wirkliche Ursache sie zurückzuführen sind. Die Brennnessel hilft, wie alle anderen Heilpflanzen, im Kern der Erkrankung. Sie konzentriert sich auf die inneren Organe und Blutgefäße und **stärkt** auch das **Immunsystem**, während sie gleichzeitig den **Flüssigkeitshaushalt** in den Gliedern in Ordnung bringt. Speziell Frauen leiden unter **Eisenmangel** und sollten täglich Brennnessel frisch zu sich nehmen.

Denn die Brennnessel hat den höchsten Eisengehalt von allen Gemüsesorten. Auch enthält sie neben den üblichen Bestandteilen wie ätherischem Öl, etc. Unmengen an Vitaminen und Mineralstoffen. Vitamin C, B und K, Steroide, Mineralien wie Kieselsäure und Kalzium, aber auch Kalium. Auch das Streifen von Brennnesseln, welches zwar rote Quaddeln auslöst, es jedoch praktischerweise Histamine, Serotonine, Acetylcholin und Scopoletin injiziert, führt vor allem bei

Durchblutungsstörungen schnell zur Erleichterung. In den **Wurzeln**, die besonders in Bädern genutzt werden, sind Lignane, Lectine und Polysaccharide enthalten. Stoffe, die ebenso schnell bei diversen Leiden große Dienste leisten.

Zum gesundheitlichen Wirken der Brennnessel kann belegt werden, dass sie durch ihren Eisengehalt und weitere Bestandteile eine **blutreinigende, blutbildende Funktion** ausübt. Der **Tee** heilt auch **Entzündungen der Harnwege** auf sanfte, aber äußerst wirksame Art und Weise aus, selbst in schwierigen Fällen. Genauso sind **Nieren- und Harngrieß** mit einer regelmäßigen Anwendung der Brennnessel also Geschichte. **Erkrankungen der inneren Organe**, speziell die Leber und die Galle, aber auch die Milz, sogar Tumore und Geschwüre sind gegen die Brennnessel machtlos. Auch die **Verschleimung des Magens, der Atmungsorgane, Magenkrämpfe, Magengeschwüre, Darmgeschwüre und Lungenerkrankungen** gehören dazu. Sogar gegen **Viruserkrankungen** und gleichermaßen **Bakterien-Ausscheidungen** ist die Brennnessel die beste helfende Hand, die es gibt. Erschöpfung wird meistens durch **Eisenmangel** ausgelöst und ist mit dem Verzehr der Brennnessel oder einer Tasse Brennnesseltee schnell behoben.

Die wohl bekannteste Wirkung der Brennnessel ist die **Entwässerung**, die gegen die Wassersucht arbeitet, also gegen diese dicken Beine, in denen sich das Wasser einlagert. Sie hilft sogar gegen **Krebs**. **Leukämie** ist bisher nur auf das Zuführen von Rückenmark angewiesen, doch die Brennnessel schafft sogar diese schlimme Krankheit. Ebenso **Allergien, Gicht, Immunsystemschwäche, Ischias, Durchblutungsstörungen, Herzgefäßerkrankungen und Fisteln**. Gegen Gicht, Ischias, Durchblutungsstörungen, Herzgefäßerkrankungen und Fisteln hilft aber auch ein **Brennnessel-Sitzbad oder -Fußbad**. Aber auch für kleinere Dinge wie Kopfschmerzen, Juckreiz, Hautflecken und zur Entschlackung eignet sich nicht nur der **Tee**, sondern auch **Fußbäder/Sitzbäder** oder eine **Tinktur**. Wollen Sie also **abnehmen**, lassen Sie sich von der Brennnessel helfen, indem Sie sie frisch verspeisen oder täglich eine Tasse Tee trinken. Sogar **Magenkrebs** und **Nervenentzündungen** können mit einem **Tee** oder dem **Verzehren** dieser starken Heilpflanze restlos ausgeheilt werden, ohne lange Behandlungswege, die sich oftmals über Jahre hinwegziehen. Achten Sie aber darauf, dass Sie bei **hohem Blutdruck** nur **wenig Brennnessel** und bei **niedrigem Blutdruck viel Brennnessel** zu sich nehmen.

Gesundheitstipp: Trinken Sie täglich eine Tasse Brennnesseltee, frisch aufgebrüht aus relativ jungen Blättern. Im Winter verwenden Sie dazu trockene Blätter, die nicht älter als ein Jahr sind. Dies allein hat schon eine vorbeugende Wirkung und schützt Sie und Ihre Lieben vor vielen unnötigen Krankheiten.

DIE GELBE TAUBNESSEL/WEIßE TAUBNESSEL - LAMIUM GALEOBDOLON/LAMIUM ALBUM

Die Taubnessel, die nicht piksende Schwester der großen Brennnessel, ist äußerst lecker und hat einen feinen Geschmack. Sie trägt auch Namen wie Bienensaug, Todnessel, Wurmnessel, Zauberkraut und Löffelblume. Besonders bei Hummeln ist sie beliebt. Die Taubnessel ist sehr anspruchslos in der Pflege und sehr wuchsfreudig, ebenso hält sie auch dem Winter stand und wächst im nächsten Frühjahr mit neuer Kraft.

Die Taubnessel hilft mit frischem **Tee** gegen **schwere Unterleibs- und Menstruationsbeschwerden**, wirkt **blutreinigend**, arbeitet gegen **nervöse Schlaflosigkeit** und bekämpft viele **Frauenleiden**. Im **Unterleib** wirkt diese Pflanze Wunder und selbst **schlechter Urinabgang, Herzwassersucht, Nierenerkrankungen, Harnleiden, Wasserbrennen, Verdauungsstörungen, Hautausschläge und Skrofulose** lassen sich damit hervorragend behandeln. Wer unter **Geschwüren oder Krampfadern** leidet, kann einen **Umschlag aus dem Teeabsud** machen. Auch bei **Blasenlähmung**, einer Erkältung der Blase und sogar einer **Nierenentzündung**, wie sie oft auftritt, wenn junge Frauen im Winter ausgehen und die Jacke nur knapp über dem Po ist, ist damit eine schnelle Behandlung mit einem **Sitzbad** möglich. Ist eine

Nierenschrumpfung, eine **Berieselung der Niere** oder gar eine **künstliche Niere** fällig, denken Sie an die Taubnessel, sie wird die Niere retten.

DIE SCHAFGARBE - ACHILLEA MILLEFOLIUM

Die Schafgarbe ist eine uralte Heilpflanze. Es heißt, dass Frauen viele gesundheitliche Probleme loswerden, würden sie sie gelegentlich zu sich nehmen. Besonders **Unterleibsbeschwerden** aller Art lassen sich mit der Schafgarbe sanft ausheilen. Aber auch **Nervenentzündungen**, gegen die **Sitzbäder** helfen, lassen sich damit wirksam bekämpfen. Sitzbäder und **Waschungen** werden zudem auch bei **Juckreiz der Scheide** wirksame Ergebnisse liefern. Und **Hämorrhoiden** sind gut mit **Schafgarbensalbe** zu eliminieren. Die Zubereitung des Tees wird nach dem Grundrezept hergestellt, nämlich ein gehäufter Teelöffel für 250 ml. Die Wirkung des **Tees** ist vielseitig und mächtig.

Er hilft vor allem bei **Rückenschmerzen** und **rheumatischen Schmerzen**, aber auch gegen **Erkältungen** und **Appetitlosigkeit**. Leiden Sie unter **ungeregelter Nierentätigkeit**, sorgt die Schafgarbe auch hier für wohltuende Erleichterung. Genauso tut die Schafgarbe dem Magen- und Darmtrakt gut. Gelegentlich eine Tasse sorgt für die Behebung von **Entzündungen des Magen- und Darmtraktes**, gegen **Blähungen, Gefäßkrämpfe, einen guten und geregelten Stuhlgang** und bekämpft sogar **Störungen der Leber**. Haben Sie **Kreislauferkrankungen**, trinken Sie eine wohltuende Tasse davon und Ihre Beschwerden werden bald Vergangenheit sein. Auch bei Menschen, die mit **Lungenkrebs, Blutungen der Lunge** und **Knochenproblemen** zu kämpfen haben, profitieren von der Schafgarbe. Diverse **Knochenmarksleiden** und sogar **Knochenfraß** können damit gut ausgeheilt werden.

Vor allem junge Frauen, die ihre erste Blutung haben, klagen über Probleme im Unterbauch. **Unregelmäßige Monatsblutungen** sind sehr belastend, nicht nur für die Seele, sondern sorgen auch für hormonelle

Schwankungen, die das Gewicht verändern und körperliches Unwohlsein hervorrufen. Frauen mit **Wechseljahr-Problemen** sollten unbedingt zur Schafgarbe greifen, da sie alles wieder in Ordnung bringt. Auch im Falle einer **Eierstockentzündung**, bei **Weißfluss**, auch Ausfluss genannt, bei einem **Gebärmuttervorfall** und der **ausbleibenden Monatsblutung** ist ein Tee dieser heilenden Pflanze schnell problemlösend. Stehen **Kopfschmerzen** verschiedensten Arten an, hilft ein Tee dagegen. **Migräne** und **Nasenbluten** sind ja gängige Beschwerden, doch diese Beschwerden können durch die blutreinigende Kraft der Schafgarbe in Form eines **Tees** oder dem **direkten Verzehr** einen fixen heilenden Effekt herbeiführen. Was praktisch das Aus für alle Kopfschmerztabletten und Aspirin bedeuten würde, würden mehr Menschen sich diese uralte Kraft zunutze machen.

DIE ECHTE KAMILLE - MATRICARIA CHAMOMILLA

Die Kamille ist eine unscheinbare, krautige Heilpflanze, die auch unter widrigen Umständen wächst. Oftmals treten sie einfach bei einem Waldspaziergang darauf und merken es gar nicht. Kamille findet in vielen Bereichen ihren Platz. Essbar sind die Blütenknospen und die Blätter. Diese pflücken Sie zwischen April und Mai, denn vor allem die jungen, weichen Knospen und Blätter sind eine tolle Beilage zu einer Vielzahl an Gerichten. Versuchen Sie doch mal Sauergemüse einzulegen, indem Sie die Blütenknospen gemeinsam mit kleinen Zwiebeln diverser Laucharten zusammentun. Genauso die Blüten. Wer hat nicht schon einmal aus Neugierde die Blütenblätter der Kamille abgezupft und gegessen? Diese sind nicht nur eine milde Beilage und für viele Smoothies, Salate und Co. ein gesunder Zusatz. Zumal die Kamille als eine der Basispflanzen für Wildpflanzengerichte gilt.

Zur Heilkraft dieser Pflanze gibt es zu sagen, dass sie neben der klassischen **Teezubereitung** auch als **Badezusatz, in Umschlägen, Dämpfen und Kräuterkissen** genutzt wird. Auch **Kamilleöl** und

Kamillesalbe sind sowohl hilfreiche als auch fixe Anwendungen. Sie wirkt mit der Vergabe des **Tees** vor allem intensiv bei **Krämpfen** und **Leibschmerzen**, auch bei **Blähungen, Durchfall, Ausschläge, Magenleiden und Magenverschleimung**, ja sogar bei **Menstruationsstörungen**, beim **Ausbleiben der monatlichen Regel** und diversen **Unterleibsbeschwerden**. Auch bei **Schlaflosigkeit, Nebenhodenentzündung, Fieberschmerzen und Wund- und Zahnschmerzen** hilft sie. Die **schweißtreibende, krampfstillende** und gleichzeitig **beruhigende** Heilkraft der Kamille kommt gegen **Entzündungen jeder Art** an, besonders schnell lassen sich Entzündungen der Schleimhäute bekämpfen. Aber auch die Augen werden bei einer **Bindehautentzündung** sanft ausgeheilt.

Hat jemand **juckende** und gleichzeitig **nässende Hautausschläge**, sind dazu **Waschungen** der betroffenen Stellen sehr gut. Gegen **Zahnschmerzen** sollte man den **Tee** gurgeln und bei **Wunden** generell ist Kamille ein sanftes **Desinfektionsmittel**. Es empfiehlt sich außerdem, gegen **Stress und Ärger** immer ein **Tässchen** zu sich zu nehmen. Einfach mal hinsetzen und eine Tasse Tee genießen, sind dann die Nerven wieder runtergefahren, kann man weitermachen. Der Tee wirkt in dem Fall gleichsam gegen **Erschöpfung** und verursacht direkte Einflussnahme auf die **Nerven**. Die wohl bekannteste Funktion hat Kamille gegen **Schnupfen**, indem man ein **Dampfbad** für ca. 10 Minuten, je nach Bedarf auch länger, macht. Einfach einige Beutel Tee oder eine Handvoll frische Blüten in viel kochendes Wasser geben, es ziehen lassen und mit Hilfe eines Tuches die Nase freibekommen.

Sogar gegen **Neuralgien und Gliederreißen, Müdigkeit und eine kranke Blase** helfen sowohl **Tee** als auch das **Öl**. Gleiches gilt für **Schwerhörigkeit**. Durch das Einreiben von **Kamilleöl** kann man obendrein noch **gelähmte Glieder** wieder aus ihrer Starre lösen. Und **Augenschmerzen** sind mit einer Mischung aus Kamille in Milch gesiedet heilbar. Diese Mischung einfach als **Umschlag** über die Augen legen. Leidet jemand unter dem Problem, kein **Wasser mehr lassen zu können**, ist auch hier Abhilfe mit Hilfe des **Tees** möglich.

Für den eigenen Garten ist die Kamille also gar keine so schlechte Anschaffung. Selbstverständlich lässt sie sich auch im Topf ziehen oder einfach im Wald sammeln. Kamille gehört einfach in jeden Haushalt, denn sie schmeckt nicht nur gut, sondern hat, wie Sie ja gelesen haben, eine wirklich mächtige Heilkraft.

DER LÖWENZAHN - TARAXACUM OFFICINALE

Löwenzahn ist wohl das beliebteste **Tierfutter**, das ich kenne. Hasen lieben ihn und Kühe fressen Ihnen die Blätter so schnell weg, dass Sie gar nicht mehr schauen können. Auch in der **Küche** hat der Löwenzahn vielerorts schon Einzug gefunden. Er ist wirklich ein leckerer, kostengünstiger Salat der, einmal eingepflanzt, immer weiter wächst und sich sogar immer weiter selbst aussät. Noch nicht einmal der weiße Saft des Stängels ist für den Menschen giftig. Und die Blüten schmecken herrlich zart.

In der Medizin ist der Löwenzahn auch versteckt enthalten und in der Heilpflanzenkunde wird er als **Salat, Stengel** und bei der **Sirupzubereitung** verwendet. Die in diesem Fall weniger bekannte Anwendung ist wohl die **Teezubereitung**. Im Laufe der Jahre hat der Löwenzahn eine Vielzahl an Namen erhalten. Nämlich Butterblume, Kettenkraut, Wiesenlattich, Milchstock, Laternenblume, Schmalzbleaml und Mönchsblume. Die Pflanze ist wie alle anderen sehr wuchsfreudig und winterhart. Genauso trotzt sie allen erdenklichen Schwierigkeiten, doch sie mag keine allzu nassen Böden. Die besondere Heilkraft des Löwenzahns hat wie jede andere Heilpflanze ihre eigene Disziplin. Beim Löwenwahn ist es die Bekämpfung von **Gallenleiden und Leberleiden** jeder Art. Löwenzahn hat die ganz außergewöhnliche Kraft, sogar gegen die allseits gefürchtete und weit verbreitete **Zuckerkrankheit** anzukommen. Eine **chronische Leberentzündung**, die sich durch extrem stechende

Schmerzen bis hin zum rechten Schulterblatt breit machen, wird durch den Genuss von Löwenzahn effektiv bekämpft. Hierfür **isst** man einfach jeden Tag bis zu zehn frische **Löwenzahnstängel**, doch nur solange sich dieser auch in der vollen Blüte befindet. Die frischen Stengel können aber noch mehr. Sie helfen gegen **Flechten und Ausschläge**, gegen **Hautjucken** und wirken bei der **Verbesserung der Magensäfte**, also auch gegen **Sodbrennen**. Ebenso können sie völlig schmerzfrei **Gallensteine auflösen** und haben sogar den Nebeneffekt, die **Leber- und Gallentätigkeit** weiterhin **anzukurbeln**. Gefolgt von der Behandlung von **Stoffwechselerkrankungen** hat die blutreinigende Funktion auch bei **Rheuma und Gicht** das Zepter in der Hand.

Genauso gegen **Drüsenschwellungen, Milzleiden und Gelbsucht**. **Isst** man die **Löwenzahnwurzel roh** oder nimmt sie getrocknet für einen **Tee** her, entfalten sich die gleichzeitig **blutreinigenden, schweiß- und harntreibenden sowie verdauungsfördernden** Wirkstoffe. Selbst in der **Kosmetik** ist der Löwenzahn einsetzbar. **Waschen** Sie damit **Gesicht und Augen**. Viele Menschen leiden auch unter **Akne**. Eine Zeit lang litt ich auch darunter und unterzog mich schmerzhaftem Ausreinigen, doch wenn Sie Löwenzahn konsumieren, werden Sie schnell merken, dass Akne früh Geschichte wird.

All diese Krankheiten sind die Folge einer kranken Leber oder einer kranken Milz und anderen erkrankten Organen. Konzentriert man sich nicht auf die Symptome, sondern auf den Kern der Erkrankung, so wie es die Heilpflanzen tun, ist eine deutlich bessere und schnellere Heilung möglich. Denn oftmals können Ärzte nicht viel tun, auch wenn sie das Problem erkennen. In vielen Fällen sind sie machtlos und können lediglich die Symptome lindern. Eine Zusammenarbeit von Heilpflanzen und Ärzten wäre die optimale Lösung aller gesundheitlicher Probleme auf der Welt. Sie werden nach all diesen Fakten bestimmt erfreut sein, dass Löwenzahn **keine Winterpause** einlegt. Das heißt, Sie können ihn zu jeder Jahreszeit ernten und verwenden, was vor allem in der **Outdoorbranche** interessant sein dürfte.

Nun noch ein kleiner, äußerst leckerer Hinweis: Die Herstellung von Löwenzahnsirup hat nicht nur die heilende Kraft der Pflanze in sich, sondern ist auch super als Brotaufstrich etc. Dazu brauchen Sie nicht mehr als zwei volle doppelte Hände von Löwenzahnblüten, die Sie in einem Liter kaltem Wasser verdeckt vor sich hin zusammenbrauen. Lassen Sie es kurz aufwallen, ziehen den Topf aber kurz danach vom Herd wie bei kochender Milch, die nicht überkochen soll. Über Nacht lassen Sie alles dann fein durchziehen, um mehr Kraft und Nährstoffe reinzubringen. Am nächsten Tag seihen Sie alles ab, daraus erhalten Sie einen Saft, den Sie mit 1 kg Rohzucker und einer halben Zitrone vermengen. Die Zitrone sollte wie alle anderen Zutaten auch rein natürlich sein, also beim Verdacht von Spritzmitteln lassen Sie einfach die Schale weg. Diese Masse kochen Sie auf Stufe 1 Ihres Herdes und lassen die Flüssigkeit verdampfen. Eine schonende Methode, die die Nährstoffe erhält. Achten Sie darauf, dass der Sirup eine dickflüssige Masse wird, da er sonst entweder kristallisiert oder Ihnen vom Brot laufen würde.

DIE RINGELBLUME - CALENDULA OFFICINALIS

Diese Pflanze ist die Schönste aller Heilpflanzen. Sie ist auch unter den Namen Magdalensblume, Regen-, Studenten-, Toten-, oder Warzenblume bekannt. Neben ihren Verwandten ist sie jedoch die Pflanze mit den Heilkräften. Haben Sie schon einmal Ringelblumen im Garten gehabt? Leider wachsen diese Pflanzen nicht überall in der Wildnis, weil sie nicht winterhart sind und vom Menschen in einem bestimmten Maß abhängen in ihrer Existenz. Dennoch gibt es immer wieder Ringelblumen, die sich auf Schutthalden und in Gärten oder Feldern hartnäckig halten. Im Grunde genommen ist die Ringelblume sehr leicht in der Pflege. Einmal eingesät darf sie allerdings nicht mehr verpflanzt werden, weil sie dies gar nicht verträgt und mit Absterben straft. Schneiden Sie auch bei der Ringelblume den Blütenkopf ab, sobald dieser verblüht ist, das lässt neue Blütenköpfe nachwachsen. Sie sind im selben Maße auch

Wetteranzeiger. Spüren sie, dass Regen kommt, bleiben die Blüten geschlossen oder schließen sich. Kommt die Sonne raus, leuchten sie wie die strahlende Sommersonne und bringen jedem, der sie betrachtet, ein Lächeln auf die Lippen. Passen Sie aber auf, dass die Pflanzen nicht vom Mehltau befallen sind, pflücken Sie nur gesunde Pflanzen. Vor allem der Seele tut diese Pflanze gut. Sie hilft praktisch, Altes zu verarbeiten und das Seelenheil wieder auf einem gesunden Niveau zu halten.

Essbar sind bei der Ringelblume die Blütenblätter. Sie geben einen gelblichen Farbton von sich. Leicht bitter sind allerdings die Blütenstände. Wollen Sie die Ringelblumenblüten in Ihr Gericht tun, geben Sie sie am Schluss hinein, da sie sich sonst unschön braun färbt. Auch im Garten ist die Ringelblume eine natürliche Helferin für alle Gärtner. Sie ist nicht nur schön, sondern hält auch Schnecken und Fadenwürmer von den Beeten fern. Ich schätze sie z. B. besonders, weil sie die Erde meiner Beete gut lockert und für bessere Belüftung sorgt, damit meine Pflanzen das Wasser besser aufnehmen können.

Die Heilkraft der Ringelblume ist so vielseitig wie sie nützlich und schön ist. Ihre blutreinigenden Stoffe helfen bei **infektiöser Gelbsucht, sie reinigen, wirken zirkulationsanregend und fördern die Heilung von Wunden. Offene Füße, Beinfraß und Schenkelgeschwüre** dick mit **Salbe** und Pflanzenresten der Salbe eingewickelt sind durch die Ringelblume Geschichte. **Krampfadern** heilt sie in vier Wochen aus und hilft sogar bei **Brandwunden und Frostbeulen.** Selbst **schwere Wunden** sind durch die Heilkraft dieser Pflanze in kurzer Zeit ausheilbar. Durch ihre **antibakterielle** Wirkung arbeitet die Ringelblume auch gegen alle erdenklichen **Pilzerkrankungen.** Haben Sie z. B. einen lästigen Hautpilz, greifen Sie zur **Ringelblumensalbe,** die auch bei Fußpilz sehr gute Dienste erbringt. Bei **Pilzbefall** im Genitalbereich ist ein **Sitzbad** mit Ringelblumen die optimale Lösung. Die Ringelblume ist eine der Pflanzen, die in der Lage ist, **Krebs** auszuheilen. Ist ein **Brustgeschwür,** also Brustkrebs, auszuheilen, ist die Verwendung von **Salbe** und Rückständen der Ringelblumensalbe empfehlenswert. Mit der Anwendung von Ringelblumenprodukten sind sogar **eitrige Wunden, Krebsgeschwüre**, ob gut oder böse, **Quetschungen, Blutergüsse, Muskelzerrungen** und sogar **Hautkrebs** ausheilbar. Gegen **Blutschwamm, Pigment- und Altersflecken** wird der **Frischsaft** verwendet, der mehrmals täglich aufgestrichen werden sollte. Dann dauert es nicht lange, bis dieser weg ist.

Auch ist Ringelblume im Inneren praktisch grenzenlos und sicher anwendbar und erzählt dort große Heilerfolge, vor allem als Tee bei **Magen- und Darmtrakt**, z. b. bei Geschwüren oder Krämpfen, Dickdarmentzündungen, Wassersucht und Blutharnen, aber auch bei **Viruserkrankungen** und **Bakterien-Ausscheidungen**. Auch als **wurmtreibendes** Mittel gegen **Lebererkrankungen und infektiöser Gelbsucht, der Blutreinigung und in der Stärkung der Sehkraft** wirkt sie. Nicht umsonst heißt sie auch Warzenblume, da sie standhaft gegen **Warzen und Krätze** vorgeht. 2009 wurde die Ringelblume sogar zur Heilpflanze des Jahres gewählt. Diese wunderschöne und universelle Heilpflanze im Garten zu haben, ist also ein wahrer Segen in allen Richtungen.

DER FRAUENMANTEL - ALCHEMILLA VULGARIS

Er ist eine meiner absoluten Lieblingsheilpflanzen. Denn er ist nicht nur schön anzusehen und passt wunderbar zu **Rosenwasser**, sondern er ist das Kraut gegen **alle weiblichen Beschwerden**. Ein **Tee** davon hilft allein schon gegen **alle Unterleibsbeschwerden**, seien es Menstruationsprobleme oder Zysten. Auch als **Kräuterauflagen und Badezusatz** wird diese sanfte und anspruchslose Pflanze verwendet. Die Blätter sind so weich und flauschig, dass ich sie am liebsten gar nicht aufhören möchte, zu streicheln. Frauenmantel gilt in der Prepperszene nicht umsonst als **Toilettenpapier der Natur**. Trinken Sie den Tee einmal täglich, am besten aus den frischen Blättern. Hat er eine sanfte gelbe Farbe, ist er genau richtig. Sein Geschmack ist sehr sanft und Sie brauchen kein Süßungsmittel. Zu den Beschwerden, die geheilt werden können, zählen unter anderem **Menstruationsbeschwerden, Unterleibsbeschwerden, Weißfluss** und sogar Beschwerden in den **Wechseljahren**. Er wirkt vor allem gut in der **Zusammenarbeit mit der Schafgarbe**. Frauenmantel ist **zusammenziehend** und fördert eine **schnelle Heilung**. Genauso ist er ein **wasserreibendes**, aber auch **herzstärkendes** pflanzliches Mittel, das auch bei **Wundfieber, vernachlässigten Geschwüren, eitrigen Wunden** und nach dem **Ziehen eines Zahnes** gerne genutzt werden sollte.

Dazu wirkt er super gegen **Muskel- und Gliederschwäche** sowie **Blutarmut**. Dazu sind **Badezusätze und Kräuterauflagen** sehr empfehlenswert oder im Falle des Zahnes das **Gurgeln** mit dem **Tee**. Das Konsumieren des **Tees** bewirkt zudem, dass **Verletzungen, die nach der Entbindung** entstanden sind, diese bald ausheilen. Auch **Fehlgeburten** werden dadurch **reduziert** und eine **Erschlaffung des Unterleibs** ebenso. Leidet eine Frau unter einem **Gebärmuttervorfall und Leistenbruch**, sollte sofort eine Kur mit frischen Frauenmantelblättern getrunken werden. Dazu ist es gut, den Hirtentäschel und die Schafgarbe mit einzubeziehen, da die hier vorgestellten Heilpflanzen oftmals in einer Kombination mit anderen Heilpflanzen in der Lage sind, schwerste Erkrankungen zu meistern. In grauer Vorzeit wurde der Frauenmantel auch als **Wundkraut** genutzt. Man hatte es bei **Brüchen und Epilepsie** verwendet. Würde der Frauenmantel weiter verbreitet eingesetzt, würden so viele **unnötige Operationen wegfallen**. Bei **Unterleibsentzündungen, Brüche, Geschwüre, Brand, Eiterung, Fieber** und sogar **bei Kindern** hilft diese Pflanze.

Der Tee hat auch die Kraft, **schwache Muskeln** zu stärken. Und äußerlich angewendeter **Pflanzenbrei** hilft gegen **Schnitte, Wunden und Stiche**. Eine weitere Benennung des Frauenmantels ist der Begriff Silbermantel. Vor allem **Diabetiker** sollten täglich diesen Tee genießen, so gäbe es weit weniger Beschwerden und die Volkskrankheit würde von der Bildfläche verschwinden. Genauso heilt der Tee auch schwere **Herzmuskelschäden** und die bisher unheilbare Krankheit **Multiple**

Sklerose. Doch nicht nur der Tee hilft gegen schwächliche Muskeln, auch das Bad ist ein unabdingbarer Zusatz, um schnelle Heilerfolge zu bekommen. Und Leute, die **abnehmen** wollen und Menschen, die unter **Fettleibigkeit** leiden, sollten **Frauenmanteltee** trinken. Zwei bis drei Tassen täglich sollten dabei genügen.

DAS JOHANNISKRAUT - HYPERICUM PERFORATUM

Dieses Kraut ist zudem unter den Namen Christi Wunderkraut, Gottesgnadenkraut, Christi Kreuzblut, Herrgottsblut, Jahannisblut und Unseres Hergotts Wundenkraut im Volksmund bekannt. Ihren Namen erhielt die Pflanze, als das Blut Christi bei der Kreuzigung darauf gefallen sein soll, was ihr einen religiösen Hintergrund gibt. In der Küche ist das Johanniskraut zwar anwendbar, sollte aber mit Vorsicht genossen werden. Denn es hat, trotz dessen, dass es zu den essbaren Heilpflanzen gehört, eine **leichte Giftigkeit**. Deswegen muss man zwingend auf die passende Menge achten. Genauso ist das Johanniskraut innerlich auch etwas vorsichtiger zu nutzen. Deswegen sollten Sie bei der inneren Anwendung des Johanniskrautes vorher auf ärztlichen Rat hören.

In der **Küche** sind z. B. die **Triebspitzen und Blätter**, welche Sie zwischen April und Juni ernten können, für Eintöpfe, Kräuteraufstriche, Salate und Suppen interessant. Auch die **Blüten** sind eine tolle essbare dekorative Beilage. Werden sie allerdings zerdrückt, eingelegt oder erhitzt, sondern sie ein blutrotes Öl aus. Dabei kommt der Geschmack einem Schwarztee gleich, also eher herbaromatisch. Der Geschmack der Blüten jedoch ist sehr süßlich und zart. Wenn Sie die Pflanzenteile mit einigen grünen Pflanzenbestandteilen vermengen, welche einen neutralen Geschmack haben, sind z. B. immer Brennnesseln und Löwenzahn tolle Beimischungen.

In der Pflanzenheilkunde hat das Johanniskraut speziell als **Tee**, als **Sitzbad**, als **Tinktur** und die wohl beliebteste Form, als **Johanniskrautöl** ihren Einsatz. Der **Tee** hilft gegen **nervöse Beschwerden** und

Nervenverletzungen jeder Variation, aber auch bei **Stoßverletzungen**. Weitere Auswirkungen hat der Tee auf **Nervenleiden, Neurosen, Schlaflosigkeit, Nervenentzündungen, Nervenschwäche und Unregelmäßigkeiten der monatlichen Blutung**. Weiterhin kann man sehr gut **Sprachstörungen, Bettnässen, Depressionen, Nachtwandeln, hysterische Anfälle und unruhigen Schlaf** behandeln. Das **Öl** heilt **frische Verletzungen, Blutergüsse, Drüsenschwellungen** und **offene Wunden** und ist das beste Mittel gegen **Brandwunden aller Art**. Nach einem Sonnenbrand gibt es nichts Besseres, als Johanniskrautöl auf die Hautstellen aufzutragen. Leidet jemand unter **rauher Gesichtshaut** oder sind die klassischen **Rückenschmerzen, Rheumatismus, Ischias und Hexenschuss** im Spiel, ist es eine einfache und effektive Behandlung mit Johanniskrautöl. Haben **Säuglinge oder Tiere Leibschmerzen oder Wunden**, seien sie noch so schwer, heilen diese anstandslos ab. Genauso konnten in vielen Fällen bereits einige **Lymphdrüsenschwellungen** durch die Vergabe des Johanniskrautöles äußerst wirksam geheilt werden.

Würden Landwirte regelmäßig ihrem Vieh etwas von diesem Kraut verabreichen, wären die Tiere weit gesünder. Ich habe dieses Kraut in die gängigsten Heilkräuter mit aufgenommen, weil es eines der für mich wichtigsten Kräuter ist. Für mich gibt es kein besseres Heilmittel für Sonnenbrand.

DER ECHTE LAVENDEL - LAVANDULA ANGUSTIFOLIA

Der Lavendel hat nicht nur einen betörenden Duft auf Lager, einen Duft, den vor allem **Spinnen** nicht mögen und diese praktisch sanft **vertreibt**, sondern hat auch eine von Grund auf **beruhigende** Wirkung. Allein das Aufstellen der Blüten im Zimmer bewirkt dies. Deswegen habe ich immer ein **Säckchen mit Lavendelpflanzenteilen**, nicht nur die Blüten, hinter meinem Kopf angebracht.

Den Lavendel habe ich in der Kategorie „essbar" untergebracht, weil die **Blüten ein Gedicht sind** und eine tolle Beilage abgeben. Doch ausschließlich der echte Lavendel, da nicht jede Lavendelart essbar ist. Machen Sie ein **Kräuterkissen**, wenn Sie **Schlafstörungen** haben, die auf der Psyche basieren und nehmen Sie entspannende **Lavendelbäder**, wobei Sie sich im Nachhinein mit **Johanniskrautöl einreiben** sollten. Eine **Teemischung** hilft, sich zu **beruhigen**, was Sie auch auf der Arbeit konsumieren können, ohne Ärger zu bekommen. Gegen **Kopfläuse** träufeln Sie einfach ein paar Tropfen **Lavendelöl**, vermengt mit Wasser, was Sie über Nacht einwirken lassen. Die **Tinktur** hilft gegen **Kopfschmerzen, Depressionen und Stimmungstiefe**. Einfach auf die Stirn reiben. Die **Salbe**, die wie das **Öl** nicht zum Verzehr geeignet ist, wird auf die gleiche Weise wie die Tinktur angewendet. Das Öl sollte mit gutem Olivenöl und getrockneten Lavendelblüten hergestellt werden, da sonst schnell Schimmelbildung innerhalb von sechs Wochen auftreten kann.

DIE BROMBEERE - RUBUS FRUTICOSUS AGG.

Brombeeren sind nicht nur lecker, sondern auch unglaublich gesund. Sie enthalten nicht nur Antioxidante, die freie Radikale neutralisieren. Der Nährwert bei etwa 125 g deckt sogar den täglichen Bedarf an Magnesium und Mangan. Neben viel Eisen, Vitamin C und einer breiten Palette an weiteren Nährstoffen fördern die dunklen Beeren sogar die Verdauung, während sie gleichsam blutbildend wirken. Die Anzucht von Brombeeren ist nicht schwer und ein eigener Brombeerstrauch im Garten ist eine tolle Sache, allein schon weil sie nicht nur besser schmecken und frei von Spritzmitteln sind.

Die Brombeere hat ebenso eine gute Heilkraft. Zweifellos hat die Brombeere in der **Ernährung** einen hohen Stellenwert. Vor allem bei **leichtem Durchfall** hilft der **Tee** von frischen, jungen Blättern. Diesen Tee können Sie auch verwenden, um **Entzündungen im Mund** zu heilen, indem Sie diesen gurgeln. Nehmen Sie dazu etwa ein oder zwei gestrichene Esslöffel dieser Blätter, die Sie mit einem halben Liter Wasser ziehen lassen. **Chronische Hauterkrankungen** lassen sich durch **Waschungen** bekämpfen. Brombeersprossen, also die jungen Blätter der Triebspitze, haben eine **beruhigende, zusammenziehende** und **harntreibende** Funktion. Zudem wirkt sie **wundreinigend** und **harntreibend**. Gegen **Gürtelrose** sind schwarze/rote **Fruchtsäfte** aus Brombeere, aber auch Johannisbeeren, Himbeeren, rote Beete und schwarzer Holunder sehr wirksam.

DIE ZITRUSPFLANZEN ZITRONEN UND ORANGEN - CITRUS-ARTEN

Zitronen und Orangen gelten wohl als die Vitamin C-Lieferanten schlechthin. Zudem haben sie ihren Ruf nicht umsonst, denn eine Frucht kommt auf etwa 50 mg dieses Vitamins. Dennoch sind weder Zitronen noch Orangen die Spitzenreiter als Lieferant für Vitamin C. Viele Wildpflanzen und Südfrüchte enthalten weit mehr als sie. Trotz dessen gehören sie zu den Heilpflanzen und kämpfen aktiv gegen ein **schwaches Immunsystem** und gegen **Erkältung**. Eine heiße Zitrone ist schließlich neben dem Salbei und dem Spitzwegerich der Klassiker in der **Erkältungszeit**.

In der Küche sind Zitronen und Orangen der Frischmacher schlechthin. Vor allem findet man diese Früchte auch in der **Naturkörperpflege**, denn allein durch den **Verzehr** erhält die Haut wertvolles Vitamin C, was sie mit anderen Bestandteilen wie Antioxidanten und Co. jung hält. Außerdem ist das Abreiben von frischer Zitronenschale ein feines und erfrischendes **Gewürz** und sollte in keiner Küche fehlen.

Im Bereich der Heilkunde helfen Zitrusfrüchte mit ihrem Vitamin C-Gehalt, wie der Schnittlauch, gegen **Frühjahrsmüdigkeit**, außerdem bringt die Säure die **Verdauung** sowie den **Appetit** auf Trab. Hauptsächlich wurde die Zitrone auf Schiffen geschätzt, um durch den Vitamin C-Gehalt die allseits bekannte Schiffskrankheit Skorbut zu bekämpfen. Noch heute werden diese Früchte als Hauptlieferant für Vitamin C geachtet, obwohl andere Früchte und Heilpflanzen teilweise das 100-fache dieses Vitamins beinhalten. Die heilende Wirkung der Zitrusfrüchte basiert auf ihren verschiedenen Wirkungen. Sie sind neben ihrer **antibakteriellen** Funktion auch **belebend, blutbildend, blutreinigend, entzündungshemmend, harntreibend, stärkend, krampflösend und schleimlösend**. Vor allem für den Ernährungsbereich ist es wichtig, zu wissen, dass Zitrusfrüchte den **Blutzucker**, aber auch den **Cholesterinwert senken**. Vor allem für Diabetiker ist die Zitrone sehr wertvoll, denn sie bekämpft die Krankheit tatkräftig. Als **Diabetiker** sollte man täglich ein wenig frische Zitrone zu sich nehmen.

Im **Kosmetischen Bereich** wirken Zitrusfrüchte gegen Akne, Cellulite und sie helfen der Haut, schön zu bleiben. Als Heilpflanze hilft sie außerdem auch gegen **Abwehrschwäche, Angina, Durchfall, hohe Blutfettwerte, Depressionen, hohe Harnsäurewerte** und sie ist bei **Fieber und Frostbeulen** einsetzbar. Aber auch **Gelenkentzündungen, Gallensteine, Krampfadern, Migräne** und vieles mehr sind nur einige Auszüge aus der Wirkkraft dieser tollen Heilpflanze. Ich z.B. habe jeweils ein Zitronenbäumchen und ein Orangenbäumchen, die ich nächstes Jahr größer wachsen lassen möchte, um die Früchte auch genießen zu können. Außerdem gibt einem die Anwesenheit von Zitruspflanzen ein tolles Sommergefühl.

GEMÜSE

Gemüse gehört jeden Tag auf den Tisch. Ernährungswissenschaftlich sogar 400 g, laut der DGE, der deutschen Gesellschaft für Ernährung. Doch Gemüse kann mehr als nur lecker sein. Es enthält notwendige Ballaststoffe, Vitamine und Mineralstoffe und das Beste ist, es macht nicht dick. Richtig gewürzt und zubereitet schmeckt es köstlich.

Dennoch gibt es hierzulande einen Wermutstropfen, denn das Gemüse in Deutschland wird oftmals in Gewächshäusern angepflanzt, um dem Bedarf der Bevölkerung gerecht zu werden. Was leider auch zur Folge hat, dass Spritzmittel vermehrt eingesetzt werden müssen, Felder und Äcker in einer Monokultur enden und dadurch nachhaltig teilweise ausgelaugt werden. Für uns entsteht in dem Sinne der Nachteil, dass die Gemüsepflanzen zwar zur Hauptjahreszeit relativ viele Nährstoffe enthalten, diese jedoch mit fortschreitenden Jahreszeiten immer mehr verlieren. Womit sich der saisonale Verzehr anbietet. Allein deswegen, weil die weiten Transportwege sich negativ auf den Nährstoffgehalt und den Spritzmittelgehalt auswirken. Doch trotz dieses Wermutstropfens ist es unglaublich wichtig, täglich in die Ernährung genügend Gemüse einzubauen. Sie könnten z. B. Wildpflanzen wie Spitzwegerich, Löwenzahn und vielem mehr als Salat oder Ähnliches zaubern. Sozusagen als gesunde Ergänzung, sowohl zum nährstoffarmen Sommergemüse im Winter als auch generell zur täglichen Ernährung. Letzteres empfehle ich Ihnen mit reinem Gewissen.

Zu den Gemüsesorten zählen beinahe alle bekannten und womöglich unbekannten Gemüsesorten. Das Aufzählen all dieser Sorten würde den Rahmen dieses Buches sprengen. Jedoch werde ich die gängigsten Gemüsesorten nennen:

Zu dieser Handvoll an Gemüsesorten gehören vor allem die **Zwiebel**, die schon früh zu den meiner Meinung nach wichtigsten Heilpflanzen gehört. Ihre **antibakterielle Wirkung** senkt die **Blutfettwerte** und hilft gegen **Bluthochdruck**. Im Darm nimmt sie die Rolle eines Schwammes ein, der alle **Giftstoffe in sich aufnimmt und aus dem Körper transportiert**. Die hier wichtigsten Gemüse- und Obstsorten, die zu den Heilpflanzen zählen, sind wohl die **Kartoffel, Karotten und Äpfel** neben der Zwiebel. Ebenso sind die **Zwetschge**, der **Meerrettich**, der als klassisches **Breitbandantibiotikum** zählt und **Knoblauch und Senf**, die zusammen mit der **Zwiebel** auch als **natürlicher Virenschutz** fungieren. Besonders die **Kartoffel** ist eine wirklich tolle **Auflage**, bei **Bronchitis** oder als **Sonnenbrandnachbehandlung** zusammen mit Olivenöl zu helfen, ja sogar als **Auflage** gegen **Nierenprobleme**. Der **Sud**, der übrig bleibt, sollte auch nicht weggeworfen werden, denn er schützt als **Fußbad** vor **Frostbeulen** und als **Bad** gegen **Gichtanfälle und Gliederschmerzen**. Verwenden Sie den **rohen Kartoffelsaft** bei **Kopfschmerzen**. Dazu müssen Sie ihn lediglich in die Nase hochziehen. **Zwetschgen** haben den Ruf als **Wein** angesetzt, inkl. zerhackten Zwetschgenkernen **giftige Stoffe abzubauen**.

Beim Verzehr der **Suppe** helfen sie gegen **Bronchial-Asthma** sowie **trockenen Husten**. Der **Mais** ist zudem ein **harntreibendes Mittel** und ist im **Abnehmprozess** unglaublich hilfreich. Denn er macht als

Maisbarttee als **Abmagerungs- und Entfettungsmittel** eine tolle Arbeit. Die **Harnorgane** werden dabei gleichsam von **Steinbildung** geheilt. Genauso **Nierenkoliken, Blasenkatarrh, Gicht, Rheuma Benässen, Ödeme** und die **Herzwassersucht**. Allerdings wird Mais nur als **Maisbarttee** in der Heilkraft verwendet. Der **Apfel**, der in der Ernährung eine große Rolle spielt, hat ebenso eine unglaubliche Heilkraft. So toll, dass ich Äpfel nicht von meiner täglichen Speisekarte streichen möchte.

Unter der Schale des Apfels tummeln sich die meisten Nährstoffe und sicherlich werden Sie es als Kind noch kennen, dass Ihre Mutter Ihnen einen **geriebenen Apfel** gegen **Durchfall** gegeben hat. Außerdem lassen sich Äpfel perfekt lagern. Sie müssen dazu zwar geschält und kleingeschnitten werden, um sie dann zu trocknen, aber dann haben Sie sehr lange etwas davon. Dennoch sind frische Äpfel das Beste, was man zu sich nehmen kann. Die **Schale** der Äpfel **entgiftet**, im selben Zug ist der Apfel ein **leichter Snack** und kann bei **allen Krankheiten genossen** werden. Selbstverständlich hat der Verzehr all dieser Obst- und Gemüsesorten allein schon eine heilende Wirkung. Eine Besonderheit des Apfels ist, es ihn als **Apfelessig** zu trinken. Ich persönlich verwende Apfelessig auch in der **Körperpflege**.

Er macht mein Haar frei von dem Kalk des Wassers, was den grauen Schleier meiner Haare verschwinden lässt. Versuchen Sie doch einmal, täglich ein Glas verdünnten Apfelessig über den Tag zu trinken. Er hilft gegen nahezu alle Beschwerden. Ob beim **Abnehmen** oder bei **Durchfall** und **Kraftlosigkeit** und **Abgeschlagenheit** bis hin zu **Tinitus** und **vielem darüber hinaus**. Außerdem fördert er ungemein die Verdauung. Leiden Sie unter chronischen Verdauungsproblemen, so wie ich, dann trinken Sie ihn doch einfach einmal. Sie werden die gesundheitliche Wirkung schnell merken.

Weitere Gemüsesorten, die auch nur wieder einen Auszug darstellen, sind der **Rettich**, die **Rote Beete**, der **Ingwer**, den mein Mann vor allem als **Tee** liebt und mit dessen Hilfe er viel gegen ein **schwaches**

Immunsystem und für seine **Darmreinigung** bewirkt, der **Fenchel**, ein beliebtes Gemüse, das, obwohl es so gesund ist, so vielseitig ist. Genauso wie der **Knollensellerie**, der **Kohlrabi** und **viele mehr**. So viele, dass ich sie hier gar nicht alle unterbringen kann, weil dies den Rahmen dieses Buches sprengen würde. Dennoch könnte man hier nicht aufhören. Jedes Gemüse, welches Sie essen, hat eine heilende Kraft und sei sie noch so banal. Sie tun praktisch mit dem Verzehr auf mehreren Schienen etwas für Ihre Gesundheit.

DIE ESS-KASTANIE, ECHTE KASTANIE - CASTANEA SATIVA

Maroni sind eine äußerst schmackhafte Delikatesse, die vor allem in der Herbstzeit und zur Weihnachtszeit genossen werden kann. Besonders mit Honig tut der Konsum bei **depressiver Verstimmung** sehr gut. Ebenso wird die **Darmflora** wieder **aufgebaut**. Mengen Sie dem Salat Zwiebeln, Sellerieknollen, Kürbis, Zitrone und Honig bei, um Ihren **Nieren** etwas Gutes zu tun. Kaufen oder sammeln Sie Maroni und finden Sie heraus, wie die Beschaffenheit ist, indem Sie die Schale eindrücken. Gibt die Schale nach, ist die Maroni alt und nicht mehr genießbar. Ein besonders feines Rezept, welches sogar Depressionen bekämpft. Dazu schneiden Sie an der Unterseite über Kreuz ein, lassen die Maroni etwa zehn Minuten max., min. fünf Minuten in Wasser kochen. Ob Sie dazu Salzwasser verwenden oder Trinkwasser, bleibt Ihnen offen. Ist speziell die **Darmflora** abzuheilen, brauchen Sie bloß bis zu sechs **Maroni zu essen**. Dazu lohnt es sich, Salbeitee, Heilerde und Hirse zu konsumieren, was den Prozess beschleunigt.

DER SALBEI - SALVIA OFFICINALIS

Salbei ist der Klassiker unter den Pflanzen, die speziell effektiv gegen Halsschmerzen kämpfen. Er ist als Bonbon, als Tee und in diversen Medikamenten enthalten. Jedes Kind hat mindestens einmal im Leben schon Salbei genossen. Doch was wäre, wenn Sie den Salbei in Ihrem eigenen Garten anpflanzen würden und so seine Heilkraft kostenfrei und uneingeschränkt, frei von schädigenden Umwelteinflüssen, genießen könnten? Selbst nachdem Salbei umgepflanzt wurde, erholt er sich relativ schnell. Im Rahmen einer Umpflanzung meines Gartens habe ich meine junge Salbeipflanze in ein anderes Beet umgepflanzt und war positiv überrascht, wie sie wieder nach wenigen Tagen an Kraft gewonnen hatte. Denn es gibt nichts Besseres neben Spitzwegerich für den Hals als frischer Salbei aus dem eigenen Garten.

Er wird entweder als **Tee, Sitzbad** oder als **Salbei-Essig** verwendet. Um Naturessig zu bekommen, nehmen Sie eine Handvoll der Blüten, während Sie die Blätter zwischen Mai und Juni pflücken können. Der Salbei hat die Eigenart, an sonnigen und trockenen Tagen seine heilsamen ätherischen Öle auszubilden, deswegen ist es ratsam, ihn bei der vollen Mittagssonne zu ernten und ohne Sonneneinstrahlung ausgiebig zu trocknen. Der **Tee** hilft jedoch nicht nur gegen die gewöhnlichen Halsschmerzen, er kann noch mehr. Auch **Mandelentzündungen, diverse Entzündungen des Mundbereiches** und sogar **Eiterherde der Zähne** sind damit schnell behoben. Zusätzlich profitiert das **Immunsystem** davon und **Schlaganfälle** werden **vorgebeugt**.

Außerdem lindert er **Nachtschweiß** und arbeitet gegen **Lähmungen**. Leidet jemand unter **großer Schwäche**, geben Sie demjenigen eine Tasse Salbeitee. genauso bei **Krämpfen, Drüsenerkrankungen und Rückenmarkleiden**. Aber auch der **Magen** hat viele Vorteile davon. Die **Leber** wird dadurch geheilt, gleichsam gehen **Blähungen** mit davon. Die **appetitanregende** Wirkung der ätherischen Öle des Salbeis können sogar gegen **Darmstörungen** und **Durchfälle** ankommen, ebenso ist die

blutreinigende Wirkung des Salbeis perfekt gegen die **Abgabe von Schleim der Atmungsorgane in den Magen**. Der **Stich** einer Schnake, einer Biene oder anderem kann ganz einfach mit dem Auflegen eines zerriebenen **Salbeiblattes** beruhigt werden. Sitzbäder eignen sich speziell für Frauen mit **starken Unterleibsproblemen**, aber auch für **nervenschwache** Menschen, bei denen nach der Behandlung eine deutliche Besserung eintritt. Außerdem lässt er sich als **leckeres Gewürzkraut** auch in der Küche zu Fleischgerichten, Suppen, Soßen und Co. genießen.

DER SCHNITTLAUCH - ALLIUM SCHOENOPRASUM

Es gibt doch nichts Besseres als ein Butterbrot mit frischem Schnittlauch. Jeder kennt diese Pflanze und sogar Kinder mögen sie. Allein wegen dem Geschmack, der nach Lauch schmeckt, lohnt es sich, diese Heilpflanze anzubauen. Er ist wirklich lecker zu Salaten, für die Herstellung von Quark, Käse oder anderen Brotaufstrichen. Die schnellste Methode, Schnittlauch zu genießen, ist ihn entweder so zu naschen oder ihn kleingeschnitten auf das Frühstücksbrot zu legen.

Der Grund, weshalb er in der Liste der Heilpflanzen Benennung findet, ist weil er die **Frühjahrsmüdigkeit** vertreibt und dazu eine Menge an **Vitamin C** dem Körper gibt. Er ist eine der ersten Pflanzen, die im frühen Frühling blühen, was ihn als Lieferant von Eisen und Vitamin C eben so wertvoll macht. Seine heilende Wirkung erstreckt sich sogar über die Bekämpfung von **Appetitlosigkeit, Blähungen, Gicht, Bluthochdruck, Husten, Darmentzündungen und Magenentzündungen** bis hin zu **schleimlösender, harntreibender und blutreinigender** Funktion. Sie sehen, der Schnittlauch, so sehr er auch als Salatbeilage, Suppenbeilage und Co. gilt, ohne direkt als Heilpflanze aufzutreten, hat eine mächtige Heilkraft, die Sie wirklich lecker genießen können.

DIE MELISSE, ZITRONEN-MELISSE - MELISSA OFFICINALIS

Die Melisse ist eine Pflanze, die sich außergewöhnlich gut als Tee eignet. Man kann z. B. Melisse zu **Brennnesseltee beimengen**, um diesen schmackhaft zu machen. Diese Heilpflanze ist einfach im eigenen Garten zu ziehen und kann als Verwandte der Minze bedenkenlos verzehrt werden. Ernten Sie die Blätter während der Blütezeit, dann sind sie am besten. Wie andere Heilpflanzen kann der **Tee** aus frischen und getrockneten Kräutern genossen werden. Genauso kann der Tee als **Erfrischung** getrunken werden. Mischen Sie die Melisse mit Hagebutten und Apfelschalen, welches Sie vorher alles getrocknet haben. Diese Mischung ist nicht nur eine Erfrischung, sondern hilft auch gegen **körperliche Schwäche**. Diese Pflanze eignet sich auch als **Vollbad**, wobei sie hierbei als Mittel gegen **Einschlafstörungen** wirkt. Auch **Kräuterkissen**, die Sie mit Melisse füllen, erfüllen genau diesen Zweck. Um das **Gedächtnis zu fördern**, ist Melisse ein gutes Mittel. Dafür wird das zerkleinerte Kraut mit einem Tropfen Öl kurz angeröstet, anschließend in ein sauberes Baumwolltuch gegeben und in Form eines **Stirnbandes aufgelegt**. **Leber- und Gallenprobleme** können ebenfalls mit einer **Melissenauflage** behandelt werden. Gleichsam hilft die **Melissen-Salbe** gegen **Herpes, Rheuma** und bei **Gelenkproblemen**. **Herpes** ist auch mit der **Auflage** von gepresstem Pflanzenbrei ausheilbar.

DIE PFEFFERMINZE - MENTAL X PIPERITA

Als beliebte **Teepflanze** zählt auch die Pfefferminze. Sie wächst genauso unkompliziert wie die Melisse und ist im selben Zug schön anzusehen. Dieser Tee ist äußerst **erfrischend** und **hilft** dem **Gehirn** und dem **Magen**. Bitte achten Sie darauf, die Pfefferminze nur einmal pro Woche zu konsumieren, da es sonst womöglich zu Schwummrigkeit und Verdauungsproblemen kommen kann. Auch **Vollbäder** sind eine beliebte Verwendung dieser Pflanze. Eine **beruhigende Wirkung** strahlen auch **Kräuterkissen**, gefüllt mit Pfefferminze, aus. Dabei sollten Sie allerdings aufgrund des starken Minzgeruches auch andere Pflanzenteile mit hineinmischen. Auch als **Fettkiller im Abnehmprozess** ist diese Pflanze ein echter Helfer.

DER THYMIAN; FELD- ODER SANDTHYMIAN - THYMUS SERPYLLUM

Seinen Einsatz in der Heilkunde findet der Thymian entweder als **Tee**, als **Tinktur**, als **Öl**, als **Badezusatz**, als **Sirup** oder als **Kräuterkissen**. Die Vergabe des **Sirups** heilt **Erkältungen** aus, während der **Tee** nicht nur gegen **epileptische Anfälle** arbeitet, sondern auch gegen die **Trunksucht**. Die Verwendung des Tees hilft gegen die meisten Krankheiten. Dazu zählen auch noch die **Anregung des Harnflusses**, die **Monatsregel**, aber auch das **Ausbefördern von Fehlgeburten**. Zudem sind **Nervenerkrankungen und Lähmungen**, aber auch **Aussatz und neuralgische Gesichtsschmerzen** bald Geschichte. Zu einigen Anwendungen muss der Thymian mit anderen Kräutern im Tee ergänzt werden, um seine Wirkung zu erbringen. Das **Öl und das Bad** bekämpfen **Typhus, Schlaganfälle, Muskelschwund, Rheumatismus, Verstauchungen sowie Multiple Sklerose**, eine sonst nur sehr schwer behandelbare Krankheit.

Ihr Unterleib wird Ihnen danken, diesen Tee zu genießen, denn **Krämpfe im Unterleib, Magen und Menstruationskrämpfe** werden dadurch bald vergessen sein. Die Verwendung des **Kissens** ist bei **Geschwülsten und Quetschungen** sehr gut. Vermischen Sie Thymian mit Spitzwegerich, um diesen als **Tee** gegen **Lungenentzündung, Keuchhusten, Bronchialasthma und Bronchialverschleimung** anzuwenden. Zudem ist er ein **leckeres Gewürz**, welches Sie jeden Tag in Ihre Ernährung einbringen sollten.

DER STINKENDE STORCHSCHNABEL - GERMANIUM ROBERTIANUM

Der Stinkende Storchschnabel ist mit allen oberen Pflanzenteilen essbar. Er ist staatlich sogar anerkannt, auf Spielplätzen und auf Kindergartenwiesen gepflanzt werden zu dürfen. Die Bitterstoffe dieser Pflanze sind besonders gut für die Galle und weitere Gerbstoffe, Pflanzensäuren und ätherische Öle wirken gleichsam heilend. Er ist auch unter der Bezeichnung Ruprechtskraut bekannt und **hilft bei dem Wunsch, ein Kind zu bekommen.** Also brauchen Sie keine schwierigen, teuren und langwierigen Behandlungen bei Kinderlosigkeit mehr. Dazu trinken Sie einfach den **Tee** aus diesem Kraut, welches Sie nach dem oben bereits genannten Grundrezept zubereiten. Jeden Tag sollte in diesem Fall von beiden zwei Tassen konsumiert werden.

Er hilft übrigens auch gegen eine zu **heftige Regelblutung**, einfach den Tee dazu trinken. **Gicht und Rheuma** können auch durch eine Erkältung ausgelöst werden. In diesem Fall verwenden Sie einen **frischen Pflanzenbrei**, den Sie auf die kranke Stelle auflegen und regelmäßig wechseln, sobald dieser ausgetrocknet ist. Auch gegen **Tinnitus**, dieser sehr lästigen Krankheit, gibt es heilende Kräuter. Eines davon ist der Stinkende Storchschnabel. Er heilt den Tinnitus mit einer speziellen **Tinktur**. Ist die klare Tinktur fertig, tragen Sie sie mit einem Ohrstäbchen dünn in die Ohrmuschel sowie dem oberen Teil des Gehörgangs auf.

Bitte lassen Sie das tiefe Eindringen in den Gehörgang. Sprechen Sie im Zweifel mit dem Arzt.

DER ECHTE ALANT - INULA HELENIUM

Diese auffallende Pflanze mit einer kräftigen gelben Blüte wird zwar in der Küche angewendet, jedoch nur als **Gewürzkraut**, weswegen sie auch in der Kategorie der essbaren Heilpflanzen zu finden ist. Achten Sie aber bitte unbedingt darauf, **nicht zu viel** davon zu nehmen, denn ein **Zuviel bedeutet Krämpfe, Durchfälle, Erbrechen und sogar Lähmungserscheinungen**. Genauso können **allergische Reaktionen** auftreten. Dennoch findet der echte Alant in der Pflanzenheilkunde reißenden Absatz. Er ist im **Hustentee** enthalten, wozu Sie einen gerichteten Teelöffel der **Wurzeln**, welche vorher getrocknet wurden, überbrühen. Das folgende Ziehen des Tees sollte fünf Minuten in Anspruch nehmen. Honig ist dazu eine süßliche Beigabe. Trauen Sie sich nicht, diese Pflanze selbst zu ziehen, können Sie die Bestandteile des Alants in der Apotheke erwerben. Sie ist zudem in der Lage, **hartnäckige Bronchitis** aufzulösen.

DIE ECHTE ALOE - ALOE VERA

Sie ist eine Heilpflanze, die besonders in der **Hautpflege** große und unentbehrliche Auswirkungen hat. In fast jedem Produkt, welches auch nur annähernd die Haut berührt, sind Bestandteile der Aloe vera enthalten. **Lästige und evtl. gefährliche braune Hautflecken** heilt die Aloe vera schnell ab. Dazu wird einfach ein **Blatt** geerntet und angeschnitten. Entweder drücken Sie die Stelle mit den Fingern zusammen oder wickeln etwas Festeres darum. Wechseln Sie dieses ca. nach zwei Stunden, manchmal können Sie das Blatt auch über Nacht lassen und erst am nächsten Morgen den Wechsel vollziehen. Leiden Sie unter einem **Sonnenbrand** oder haben sich am Topf etc. **verbrannt**, ist die Aloe vera ein sanftes und starkes Heilmittel. Ja, es gibt sogar Produkte, die die Aloe vera als **Darmreinigungsmittel** beinhalten. Zugleich gibt es **Nahrungsergänzungsmittel, die das Immunsystem stärken** und so den Einzug in die tägliche Ernährung gefunden haben.

DER BALDRIAN, GROẞER BALDRIAN, ARZNEI-BALDRIAN - VALERIANA OFFICINALIS

In der Küche ist diese Pflanze **roh genießbar**. Pflücken Sie dazu **Blüten, Knospen und Blätter**. Die **Wurzeln** können Sie ausgraben, doch reinigen Sie sie gut. Seine Funktion zur **Beruhigung**, aber auch zum besseren **Einschlafen** können Sie speziell als **Vollbad** genießen. Ein anschließendes Einreiben mit Johanniskrautöl ist der Klassiker nach Bädern jeder Art. Zum **Tee**, der **dieselbe Wirkung** hat, können Sie Johanniskraut, dessen Blüten und Blätter Sie verwenden können, Hefe und Zitronen-Melisse zufügen. Diesen leckeren Tee mischen Sie sich am besten aus getrockneten Bestandteilen. Wenn Sie keinen Hopfen haben oder ihn nicht mögen, lassen Sie ihn ruhig weg. Der Tee wird dennoch seine eigentliche Wirkung entfalten.

DIE BACH-NELKENWURZ - GEUM RIVALE

Sie ist bei den essbaren Heilpflanzen, trotz ihrer **leichten Giftigkeit** aufgelistet. Grund hierfür ist es, dass diese Pflanze, wie der Name bereits aussagt, als Nelkenersatz in Gerichten angewendet wurden. Heutzutage sollen die Blätter als **Salatbeilage, Suppen und vielem mehr** verwendet werden, sollten aber unter allen Umständen **nur begrenzt genossen** werden. Hilfreich ist diese Heilpflanze gegen **Durchfall, Verdauungsbeschwerden** sowie **Entzündungen im Rachen- und Mundraum**. Der Tee hilft nicht nur bei **Entzündungen**, sondern auch dem **Herz** selbst. Wollen Sie **Zahnfleischprobleme** damit bekämpfen, spülen Sie den Tee aber nach der Behandlung wieder aus. Aus den Wurzeln können Sie sogar einen **Schnaps** oder einen **Wein herstellen**, der sowohl **Gehirn und Herz**, als auch dem **Magen** gut tut.

DER BÄRLAUCH, BÄRENLAUCH - ALLIUM URSINUM

Dieses Kraut ist mit **all seinen Pflanzenteilen** zu jeder Jahreszeit **essbar**. Natürlich schmecken die jungen Triebe am stärksten nach Knoblauch und sind am zartesten. Genießen Sie Bärlauch in Ihrem **Salat**, gemeinsam mit Löwenzahn und Co. Aber auch die Beigabe in andere Gerichte ist sehr lecker. Das einfache Anzüchten schaffen Sie, indem Sie sich einfach eine oder mehrere Blütenzwiebeln besorgen und diese in den Boden oder in den Topf pflanzen.

Anwendung findet der Bärlauch nicht nur als Gewürz, sondern auch als **Bärlauchgeist**, sozusagen in Alkohol eingelegt, aber auch als Wein, **mit Weißwein angesetzt**. Dazu einfach für den Wein kleingeschnittene Zwiebeln und/oder Blätter in 250 ml Wein einlegen. Diese kochen, mit Honig nachsüßen und einfach über den Tag schluckweise genießen. Für den Bärlauchgeist einfach nur 40%-igen Korn oder Ähnliches über die Pflanzenteile gießen und diese Mischung, nach zwei Wochen Sonnenstehen, tropfenweise anwenden. Wirksam ist der Bärlauch insbesondere im **Reinigungs- und Entschlackungsprozess**, ebenso gegen **chronische Hautkrankheiten, Gedächtnisprobleme, Arterienverkalkung und heftige Probleme im Magen- und Darmbereich**, wozu **Koliken und Durchfälle** gehören.

Weiterhin haben **Schwindel, Herzstörungen, Arterienverkalkung, Druck im Kopf, Beklemmung, aber auch Bluthochdruck, Lungen- und Wassersucht, Atemnot und Erkrankungen der Herzgefäße** keine Chance. Doch der Bärlauch kann mehr. Als **Blutreinigungsmittel** heilt er **Wunden, die eine schlechte Heilung** haben und arbeitet gegen **Flechten, Skrofulöse und Rheumatische Probleme**. Schätzen Sie Bärlauch, denn er ist die **ultimative Waffe** gegen **Blut-, Gedärm- und Magenkrankheiten**.

DIE GEWÖHNLICHE BRUNNENKRESSE - NASTURTIUM OFFICINALE

Als äußerst **feines Kraut** für den Salat und viele weitere Gerichte gilt die Brunnenkresse. Jedoch hat sie einen leicht bitteren und scharfen Geschmack. Die Brunnenkresse ist in dem Sinne eine Heilpflanze, weil sie mit ihrem Saft **Hautkrankheiten** behandelt. Um diesen Saft zu gewinnen, quetschen Sie die Blätter kontinuierlich unter dem Mörser, um den Pflanzenbrei und dessen Saft auf die kranken Stellen aufzulegen. Wollen Sie **Rheuma** bekämpfen, vermengen Sie einfach zwei Teelöffel der Blätter zu einem Brei mit Honig zusammen und nutzen Sie eine Art Binde. Einen Verband oder Ähnliches. Nach einer Nacht oder einigen Stunden am Tag nehmen Sie diese wieder ab. **Altersflecken** sind ein altes Problem. Doch auch dafür ist die Brunnenkresse da. Einfach die Stängel frisch von der Pflanze ernten und zerquetschen, mit einem Teelöffel guten Honig vermengen und unter einem Pflaster auftragen. **Kleiner Tipp** am Rande: Quark ist sehr lecker mit Brunnenkresse. Einfach zerkleinern und den Quark genießen.

Vorsicht: Nehmen Sie aber nicht zu viel. Vor allem Schwangere und Stillende sowie Menschen, die bereits unter empfindlichem Magen- und Darmtrakt leiden, sollten die Brunnenkresse lieber aus der Ernährung weglassen. Denn sie löst bei vielen eine Reizung der Schleimhäute sowie Reizungen der Nieren aus.

DAS ZINNKRAUT - EQUISETUM ARVENSE

Das Zinnkraut ist deswegen in der Liste, weil es mit **allen Pflanzenteilen genießbar** ist. Gleichsam nimmt das Zinnkraut, auch Ackerschachtelhalm, Fuchsschwanz, Katzenschwanz, Kuhtod, Fegekraut sowie Scheuer- und Zinngras genannt, in der **Hautpflege** eine beliebte Funktion ein. Das ist auf die wertvollen Inhaltsstoffe wie Kieselsäure, Gerbstoffe, Flavonoide, ätherische Öle und Kalium zurückzuführen. Vor allem aber auf die Kieselsäure. Es ist im Frühjahr genießbar und die Japaner lassen die Schachtelhalme eingelegt in ihren Speiseplan einlaufen. Um die Pflanze zu genießen, nehmen Sie am besten die **grünen Triebe** in den Salat mit hinein oder genießen Sie sie als gedünstetes Gemüse. In der Küche schmecken die **braunen Triebe** sanft nach Pilzen, wohingegen grüne Triebe eher einen bitteren Geschmack aufgrund der hohen Gerbstoffe haben, was ein vorheriges Wässern notwendig macht.

In der Pflanzenheilkunde wird der Ackerschachtelhalm meist als **Tee** angewendet. Gefolgt von **Dunstumschlägen, Sitzbädern, Breiumschlägen und einer Tinktur**. Als Tee heilt es mit seiner **blutstillenden** Kraft **Blasen- und Nierenerkrankungen, Blutungen, Bluterbrechen, faulende Wunden, Stein und Grieß sowohl in Nieren und Blase** als auch **Beinfraß und krebsartige Geschwüre**. Natürlich hilft der Tee auch bei **Wasseransammlungen** sowohl im **Rippenfell** als auch im **Herzbeutel**. Genauso wie **Rheuma-, Gicht- und Nervenschmerzen**. **Dämpfe** helfen bei **Problemen des Wasserlassens** und der **Sud** wird gerne bei **krampfartigen Schmerzen und Blasenerkältungen** eingesetzt. Für eine **kranke Mundschleimhaut**, bei **Zahn- und Mundfäulnis**, aber auch bei **Entzündungen, Polypen, Blutungen und Fisteln des Zahnfleischs** ist der **Tee** genau das Richtige. **Chronische Bronchitis, Lungentuberkulose** und **allgemeine Schwäche** sind durch den Teegenuss schnell zu lindern.

Eine außergewöhnliche Wirkung übt der Tee auf **Tumore** aus, die von bösartiger Natur entstehen. **Polypen** und **Schleimhautentzündungen** sollten mit Zinnkrauttee behandelt werden.

Machen Sie **Sitzbäder** bei **Nierengrieß, Blasen- und Nierensteinen**. Auch bei **Nierenbeckenentzündungen** und **Nierenbeckeneiterungen**. Ebenso wirken Sitzbäder auch gegen gelegentlich auftretende **Sehstörungen**, die sich durch Nierenprobleme auf die Augen auswirken. Versuchen Sie manchmal den **Tee** und eine **Entwässerung** im Krankheitsfall. **Waschungen** sowie **Umschläge** finden wirksamen Einsatz bei **juckenden Hautausschlägen**, selbst wenn diese noch so eitrig oder mit einer breiten Kruste überzogen sind. Waschen Sie **krebsartige Geschwüre, Knochenfraß, alte und fressende Wunden, offene Füße**, aber auch **eitrige Nagelbettentzündungen** mit Zinnkrautabsud.

Ein **frischer Brei** aus Pflanzenteilen stellt den Zustand vor **schmerzenden Hämorrhoiden** und den zugehörigen **Hämorrhoidalknoten** wieder her. Ein Umschlag auf die **Nase** oder anderen **blutenden** Stellen, welche auch innerlich auftreten können, z. B. **Magenbluten oder Lungen- oder Gebärmutterbluten**, bringt Erleichterung. Zusammen mit Ehrenpreis rettet das Zinnkraut vor **Arterienverkalkung** und **Gedächtnisschwund**, ja, es ist sogar ein starkes Mittel zur **Vorbeugung gegen Krebs**. Leidet jemand unter **Schweißfüße,** hilft das Zinnkraut mit **Waschungen**, genauso bei **Kopfschuppen**.

Gegen das Frauenproblem **Weißfluss** ist das Kraut als **Sitzbad** am wirksamsten. **Umschläge** sind effektiv gegen **böse Stauungen**, betreffend der **Herztätigkeit**, aber auch **krampfartige Beschwerden von Magen, Leber und Galle.** Auch gab es Fälle von Personen, die mit **harten Geschwulsten** zu kämpfen hatten, diese aber mit einem **Umschlag** von Zinnkraut wieder schnell losgeworden waren. Äußerlich kann das Zinnkraut sogar böse **Bandscheibenschäden und Beschwerden** dieser bekämpfen. Interessant ist zudem, dass die meisten **Erkrankungen des Geistes** von den **inneren Organen kommen**, die nicht mehr richtig funktionieren. Die Folge von **kranken Nieren** sind **Depressionen**,

Tobsuchtsanfälle und Wahnvorstellungen, etwas, was die traurige Einlieferung in eine Heilanstalt mit sich bringt. Würde sich der Mensch auf die Ausheilung der inneren Organe konzentrieren, würden so viele unsinnige ärztliche Behandlungen wegfallen.

DAS ECHTE MÄDESÜß - FILIPENDULA ULMARIA

Diese süße und unscheinbare Pflanze hat zarte weiße Blüten, die wie Trauben zusammensitzen. Und genau diese Blütenköpfchen brauchen Sie, um einen guten Tee zu machen. Im selben Zug nehmen Sie auch die jungen Blättchen und lassen diese gut trocknen. Sind höhere Beschwerden wie **Gelenkschmerzen** mit dabei, pflücken Sie das Echte Mädesüß, kochen es bei etwa ein bis zwei Litern einige Stunden und legen es nach dem Abseihen auf. Grund dafür ist der hohe Bestandteil der Gerbstoffe, Mineralsalze und der Salicylsäure. Für diese **Auflage** kochen Sie für die oben genannte Menge Wasser etwa vier bis fünf Wedel, die Sie frisch geerntet haben.

Der **Tee** des Echten Mädesüß ist super gegen **Zellulitis**, gegen **Hexenschuss** und gegen **Fettleibigkeit**, also ein weiterer Vertreter der Pflanzenwelt zur Unterstützung beim **Abnehmen**. Machen Sie eine **Tinktur** gegen **Rheuma und Gicht**, indem Sie eine durchsichtige Flasche halb auffüllen mit den trockenen Knospen, worauf Sie dann den Schnaps gießen. Warten Sie etwa vier bis sechs Wochen ab, aber vergessen Sie das Schütteln nicht. Diese Tinktur darf nicht innerlich angewendet werden. Um eine Salbe herzustellen, nehmen Sie 100 g des Mädesüßkrautes und 200 ml Mandelöl.

Doch wie bei den anderen **Salben** dürfen Sie diese nicht unverdünnt verwenden. Dazu mischen Sie acht Teile Schweinefett bei, was Sie zusammen erneut erhitzen, alles gut vermengen und dann in ein sauberes Glas umfüllen. Ein tolles Highlight dieser **Salbe** ist, dass sie **die Haut nicht so schnell altern lässt** und die **Haut sich schneller regeneriert**.

In der **Küche** sind alle Pflanzenteile dieser zarten Heilpflanze essbar. Allerdings sollten Sie es nur in einer **begrenzten Menge** als Gewürzkraut Ihren Speisen zugeben, denn das Echte Mädesüß beinhaltet ein schwach giftiges Glykosid, welches bei Zuviel Kopfschmerzen zur Folge hat.

DER EHRENPREIS - VERONICA OFFICINALIS

Der Ehrenpreis ist ein Kraut, welches als „Grundheil aller Schäden" bekannt ist. Gerne wird es auch Allerweltsheil genannt und wurde bereits von den Römern und Germanen sehr gewürdigt. Er wird gerne als **Tee, Frischsaft, Mischtee** und als **Tinktur** genutzt.

Nutzen Sie den Tee gegen einen zu **hohen Cholesterinwert**, zur **Blutreinigung**, gegen **chronische Ekzeme**, wobei Sie in diesem Fall junge Brennnesselspitzen beifügen sollten, und gegen **nerviges Altersjucken**. Vor allem Personen, die eher **empfindlich** sind, profitieren von der sanften Behandlung des Ehrenpreises bei **Magenproblemen, Verschleimungen des Magens und bei Darmstörungen**. Natürlich wird auch die **Nervosität** bekämpft. Steht man unter zu viel **geistiger Anstrengung**, ist dieser Tee eine tolle Ergänzung während der Arbeit. Zudem schafft er ein **gutes Gedächtnis**, lässt **Schwindel verschwinden** und sorgt dafür, dass **Nervenschwäche und Schwermut** kein Problem mehr sind. **Rheuma und Gicht** gehören mittlerweile zum Klassiker der geheilt wird, spricht man von Heilpflanzen. Und auch **Gelbsucht** die von der Leber her stammt sowie schmerzhafter Harngrieß schafft der Ehrenpreis. Trinken Sie den **Tee** bei **Gedächtnislücken** und bei **eingetrocknetem Bronchialkatarrh**.

Eine jährliche Kur mit Ehrenpreis ist sehr zu empfehlen, denn er verhindert **Arterienverkalkung** und sorgt für **neue Elastizität der Haut** durch die blutreinigende Kraft. Die **Tinktur** und der **Frischsaft** sind sehr gut äußerlich gegen **Rheuma und Gicht** und vor allem gegen **schwer heilende Wunden** die auch schon **entzündet** sein können.

DAS GÄNSE-FINGERKRAUT - POTENTILLA ANSERINA

Diese äußerst hübsche Pflanze ist eine niedrig wachsende Pflanze mit einer imposanten Blüte. Auch wird sie als Krampfkraut benannt, weil sich ihre Heilkraft speziell auf **Krämpfe jeder Art** konzentriert. Viele Menschen leiden unter Waden- und Muskelkrämpfen, aber auch unter Magen- und Unterleibskrämpfen. Kochen Sie die Bestandteile in Milch auf und trinken Sie diesen Tee bei Krämpfen. Doch bitte beachten Sie, dass **ein Krampf** auf einen **Mangel hinweist**, was meistens der Fall ist. In diesem Fall genießen Sie Wildkräuter wie die Brennnessel, den Spitzwegerich und diverse andere Kräuter. Sollten dann noch immer Probleme auftauchen ist, dieser Tee genau das Richtige.

Auch in der Küche kann man diese Pflanze genießen. Als Rohkost besonders schmackhaft sind die Blüten und die Blätter. Die Wurzel ebenso, denn sie ist stark energiehaltig, was sich wohl im Survivalbereich als besonders gut herausstellt.

Achtung: Es besteht die Verwechslung mit dem giftigen Rainfarn. Bitte prüfen Sie genau oder holen sich im Zweifelsfall die Samen aus der Gärtnerei oder die Pflanzenteile aus der Apotheke.

DIE GEWÖHNLICHE ESCHE - FRAXINUS EXCELSIOR

Dieser Baum hilft Menschen beim Fertigwerden mit **dem Alter**. Denn sie hilft bei der Beweglichkeit. Dazu verabreicht man einfach einen Tee aus jungen Blättern. Denn die Esche soll anfängliche Rheumaprobleme behandeln. Für die, die **abnehmen** wollen, ist die tolle Nachricht, dass ein **Tee** aus jungen Eschentrieben gleichsam gegen **Zellulitis, Fettleibigkeit, Verstopfung und zu hohes Cholesterin** hilft. Ebenso beugt diese Gabe der Natur auch **Rheuma und Gicht** vor. Alte Menschen profitieren davon, indem sie sich gesünder und beweglicher fühlen.

Zurück zur Küche ist festzuhalten, dass sowohl die Blätter, als auch die Früchte und die Samen genießbar sind. Die Blätter können roh gegessen werden, jedoch schmecken sie unglaublich bitter. Die Früchte allerdings sollten unbedingt ausgekocht werden, am besten mit einem Wasserwechsel, da die Bitterstoffe sehr hoch sind und das Wasser u. U. die Bitterstoffe so nicht mehr aufnehmen kann. Sind die Bitterstoffe dann gesenkt, sind auch die Früchte genießbar.

DER GINKGO - GINKGO BILOBA

Dieser Baum wird besonders in Japan geliebt. Seine einfache Schönheit ist nicht nur nett anzusehen, sondern hat auch eine nicht zu verachtende Heilkraft. Die Haupttätigkeit des Ginkgobaumes in der Heilpflanzenkunde ist die **Unterstützung bei der Konzentrations- und Merkfähigkeit**, aber auch das **Fördern des Gedächtnisses**. In der Apotheke gibt es einige Präparate, die durchaus empfehlenswert sind, sollten Sie keinen eigenen Ginkgobaum haben. Diese Präparate helfen auch bei **Tinnitus**, diesen nervigen Ohrengeräuschen. Allerdings brauchen Sie dazu die Unterstützung eines Arztes.

DIE GOLDRUTE - SOLIDAGO VIRGA-AUREA

Der Name St. Petrus-Stab ist für die Goldrute gar nicht so falsch vergeben. Denn sie hat neben der Ausheilung von **Darmerkrankungen, Nierenerkrankungen und Darmblutungen, auch für Nieren- und Blasenprobleme eine seelische Heilkraft**. In der gesamten Heilanwendung wird nur der **Tee** dieser schönen Pflanze verabreicht. Nicht nur, dass der Genuss des Tees eine **künstliche Niere unnötig** macht und die Auslöser, also **Nierenschrumpfung und Nierenberieselung** rückgängig macht, sondern er hilft auch ausgleichend gegen wirklich **schwerwiegende Gefühlsbewegungen und seelische Empfindungen aller Art**. Also auch einem Schock oder starker Belastung. Sie ist ein wahrer „Nerventee" und sollte in **jeder Küche** sein, allein zur Beruhigung.

Doch Vorsicht, auch wenn diese tolle Heilpflanze nicht giftig ist, kann sie dennoch eine Allergie auslösen. Dennoch sind die Blütenblätter der Goldrute Bestandteile der essbaren Wildkräuter. Genauso sollten Sie darauf verzichten, wenn Sie eine schwache Herz- oder Nieretätigkeit haben.

Achtung für Landwirt und Pferdehalter: Die Goldrute ist äußerst giftig für Rinder und Pferde. Ansonsten löst sie bei Empfindlichkeit nur Kontaktekzeme, Heuschnupfen oder diverse allergische Reaktionen aus.

DER HIRTENTÄSCHEL - CAPSELLA BURSA-PASTORIS

Diese unscheinbare Pflanze wirkt wie eine Grasart, die kaum bemerkt wird. Dennoch ist ihre Heilkraft und ihre Rolle in der **Küche höchst willkommen**. Die zarten herzförmigen Blättchen an einer Doldentraube können Sie einfach so abknabbern. Zudem nimmt er eine wichtige Rolle in der Ernährung in der Wildnis ein, denn er ist sehr hartnäckig und übersteht jeden Winter. Kaum ist der Schnee weg, ist er wieder da. Allerdings sollten Sie auf den Verzehr verzichten, sobald ein weißer Flaum darüber ist. Dies ist ein Schädlingspilz, der es beim Verzehr zu bösen Magen- oder Darmbeschwerden kommen lässt. Im Normalfall sind sowohl Blätter als auch Blüten äußerst gut genießbar und sehr gesund.

In der **Heilkunde** nimmt der Hirtentäschel die Aufgabe ein, gegen **jede Art von Blutungen** vorzugehen, z.B. Darm-, Magen-, Nasen- sowie aus dem Takt gekommene Gebärmutterblutungen. Auch in der **Pubertät und bei starken Menstruationsproblemen** sowie in den **Wechseljahren** schafft er Abhilfe. Innerlich ist der Tee weiterhin mit hohem und niedrigem Blutdruck beschäftigt. Genauso **blutende Hämorrhoiden und geschwollene Brüste** werden geheilt, nur in diesen beiden Fällen ist ein **Absud** die bessere Wahl, da dies von außen eingerieben werden muss. Reiben Sie mit dem **Absud**/der **Tinktur** ein oder machen Sie

Bäder gegen **Leistenbruch, Gebärmuttervorfall, Schließmuskelstörungen und äußere Muskelkrankheiten.**

DER HOPFEN - KUMULUS LUPULUS

Jeder kennt ihn und viele trinken ihn beinahe täglich. Der Hopfen ist eine beliebte Pflanze zur Bierherstellung. Und Kenner wissen genau, welches Bier am besten ist. Doch nicht nur Bier schafft der Hopfen äußerst schmackhaft herzustellen. Als Grundnahrungsmittel hat er auch eine unglaublich tolle Heilkraft. Wie beim Gemeinen Hornklee und weiteren Pflanzen hilft auch er gegen **schlechtes Einschlafen**, zudem kann er den **Appetit anregen und Verdauungsprobleme** beiseite räumen. Dazu wird er als **Tee** gebrüht und sollte vor dem Schlafengehen langsam genossen werden.

Für die **Bekämpfung der inneren Unruhe** ist die Vergabe des Tees in einer Mischung interessant. Hierfür nehmen Sie natürlich den Hopfen als beruhigendes Kraut, um gut in den Schlaf zu kommen. Dazu das Johanniskraut, welches von Natur aus eine beruhigende Auswirkung auf die Nerven hat. Der Lavendel übernimmt die Aufgabe, die Psyche zu besänftigen, während die Ringelblume gut für die Atemwege und die Bronchien ist. Rosenblätter sind einschläfernd und Salbei geht gegen Entzündungen vor. Gleichsam kümmert sich die Schafgarbe wiederum als weitere Komponente um die Beruhigung, während der Thymian die Lunge und die Bronchien freier atmen lässt. Die Zitronen-Melisse ist gut für die Psyche und Walnussblätter vertreiben Motten aus dem Zimmer.

Mögen Sie keinen Tee, hilft auch eine **Tinktur**, die Sie vor dem Einschlafen auf Ihre Schläfen geben. Doch bitte passen Sie auf allergische Reaktionen auf, denn manche Menschen sind empfindlich mit ihrer Haut gegenüber Hopfen. In diesem Fall lassen Sie ihn einfach weg. Es gibt so viele Heilpflanzen, die Sie stattdessen nutzen können.

DER GEMEINE HORNKLEE - LOTUS CORNICULATUS

Er ist eine Pflanze, deren Blüten sich praktisch wie ein Stern ausbilden. Doch sie ist nicht nur schön anzusehen, sondern sowohl in der Küche einsetzbar als auch in der Heilkunde. Betreffend des **Kücheneinsatzes** muss ich allerdings warnen. Denn diese tolle Heilpflanze darf **niemals ungekocht verzehrt** werden, da durch den Kochvorgang die Giftstoffe unschädlich gemacht werden. Vor allem Cyanwasserstoffe sind gefährlich und halten sich sowohl in den Blüten als auch in den Samenschoten und den Blättern auf.

Sie müssen die Pflanzenteile ohne Deckel kochen. In der **Heilkunde** wird er auch als kleiner Schmetterlingsblütler bezeichnet. Besonders auf lehmhaltigen Böden wächst er und er darf bei der Ernte niemals ausgerissen werden. Schneiden Sie den Stängel sauber ab, entweder mit einem scharfen Messer, einer Schere oder Ähnliches. Somit bleiben die Wurzeln verschont und können ungestört nachwachsen. Der **Tee** wird vor allem sehr bei **Schlaflosigkeit** empfohlen, wozu Sie ihn einfach nur überbrühen müssen. Dazu verwenden Sie getrocknete Pflanzenteile oder wählen frische Pflanzenteile aus, um eine bessere Heilkraft zu erhalten. Neben seiner Funktion, einen guten Schlaf auszulösen, sorgt der Gemeine Hornklee für eine **beruhigende und krampflösende Wirkung**, was auch bei **Angst und Herzklopfen** sehr gute Auswirkungen vorweisen kann.

DER HUFLATTICH - TUSSILAGO FARFARA

Der Huflattich wird vor allem sehr gerne als Hustentee getrunken. Doch weitere Anwendungen im Bereich der Atemwege und der Atemwegsorgane sind nachgewiesen. Zudem ist der Huflattich eine Pflanze, die als eine der ersten Frühlingspflanzen sprießt. In der **Küche** kann der Huflattich mit **allen Teilen** verwendet werden. Vor allem die Wurzeln sind äußerst energiehaltig. Zudem lassen sie sich roh sehr gut verwenden. Allerdings sollten Frauen den Huflattich für die Zeit der

Schwangerschaft weglassen, denn seine leberbeeinträchtigenden Pyrrolizidinalkaloide könnten beim Ungeborenen für Probleme sorgen. Der Huflattich findet ja hauptsächlich Verwendung in den **Atemwegsbereichen**, also bei **Bronchitis, Kehlkopf- und Rachenkatarrh, Brustfellentzündung und Bronchialasthma**. Zudem sollten Menschen, die unter einer **anfänglichen Lungentuberkulose** leiden, diesen Tee zu sich nehmen. Er hilft nicht nur gegen **Heiserkeit und Husten**, sondern auch gegen s**tarke Asthmaleiden** sowie **Bronchial- und Raucherschäden**, die selbst über die Jahre entwachsen sind. Leidet jemand unter **Lungenerkrankungen**, die äußerst **schwerwiegend** sind, oder an **Rotlauf und Gewebeverletzungen** oder aber an **blauroten Anschwellungen und Schleimbeutelentzündungen**, ist die **Auflage** der Blätter genau das Richtige. Genauso bei **geschwollenen Füßen und erstickender Atemnot**. Träufeln Sie den **Frischsaft** ins Ohr, können Sie sanft **Ohrenschmerzen** lindern und bei **Venenentzündungen** verwenden Sie die jungen, saftigen Blätter, vermengt mit Sahne.

DER KALMUS - ACORUS CALAMUS

Sie ist eine wirklich unscheinbare Heilpflanze, die an Ufern von stillen Gewässern, Tümpeln, Seen und Teichen gedeiht. Als Gewürz hat sie einen wirklich bitteren Geschmack und ist allgemein zwar bekannt und weit verbreitet, jedoch gilt sie in indianischen Kulturen als Heilpflanze, die einen drogenähnlichen Charakter haben kann. Dennoch ist sie unverzichtbar in der Naturheilkunde und sollte angemessen mit Respekt bedacht werden. Die kriechende Wurzel ist bis zu einem Meter lang und trägt an einem Blatt ein oder mehrere Kolben. Sie wird innerlich als **Tee** und äußerlich als **Frischsaft oder Vollbadzusatz** genutzt. Trinken Sie den **Tee**, wenn Sie Beschwerden im Bereich der **allgemeinen Schwäche der Verdauungsorgane** haben, auch bei **Magen- und Darmblähungen und Koliken**. Ebenso ist eine Behandlung mit Kalmustee bei **Drüsenerkrankungen** und **Gicht** super. Ebenso hilft sie beim Heilungsprozess durch eine **Erwärmung und Entschließung des Phlegmatischen Magens und des Darms**. Gleichsam sind bei **Wassersucht, Bleichsucht und eine langsame Darm- und Stoffwechseltätigkeit** Teeverabreichungen sinnvoll. Leidet jemand unter extremer Magersucht, ist es gut, ihm Kalmustee zu geben, denn er **sorgt für Appetit und beseitigt Nierenschäden**, ja sogar eine **Getreideunverträglichkeit** wird dadurch entsorgt. Wollen Sie oder jemand anders **aufhören zu rauche**, ist auch hier Kalmustee zu empfehlen, genauso bei **schwachen Augen**. Nutzen Sie die Heilkraft der Kalmus bei **Erfrierungen, kalten Händen und Füßen und bei stetig oder gelegentlich auftretenden Frostbeulen**. Es gab auch schon Fälle, in denen **Lungenkrebs im Endstadium** restlos durch die Vergabe des Tees abgeheilt wurde. Die Behandlung im Bereich der Magen- und Darmkrankheiten findet statt bei Beschwerden an **Leber, Galle, Milz und Bauchspeicheldrüse**, aber auch bei **blutigen Durchfällen und Geschwüren im Zwölffingerdarm**. Nur um einige Beispiele zu nennen.

DIE GROßE KAPUZINERKRESSE - TROPAEOLUM MAJUS

Diese Heilpflanze ist äußerst auffällig. Mit ihren strahlend roten und gelben riesigen Blüten ist sie eine außergewöhnliche Delikatesse, die einen krebsartigen Nachgeschmack hat. Woher wohl auch der Name kommt. Sie hat die tolle Eigenschaft, das **Immunsystem zu stärken**. Genauso wie bei der Ringelblume holt man sich die strahlende Sonne ins Haus, stellt man sie in eine Vase und ins Haus.

Kurze Warnung: Bitte konsumieren Sie nicht zu viel davon, denn es kann zu Reizungen des Verdauungstraktes kommen. Menschen, die Geschwüre oder andere Beschwerden in diesem Bereich haben, sollten auf diese Pflanze lieber in der Küche verzichten. Auch Kleinkinder und Säuglinge sind gefährdet durch den Konsum.

DIE KÄSEPAPPEL/MALVE - MALVA VULGARIS

Diese Pflanze wird praktisch in zwei Arten unterteilt. Eine ist die Käsepappel, also die Malve selbst, die andere ist die Roßpappel. Erstere wächst vor allem an Zäunen, alten Mauern, Schutthalden und immer in unmittelbarer Nähe zum Menschen. Letztere tummelt sich zumeist in Blumen- und Gemüsegärten. Sie hat sehr große Blätter. In der **Küche** können Sie **alle Teile** genießen, nur sind die Samen, die Wurzeln und die Früchte am energiereichsten. In der **Heilkunde** wird sie innerlich als **Tee** verabreicht und äußerlich als **Fuß- und Handbäder sowie als Umschläge** angewandt.

Als innere Anwendung gibt der **Tee Entzündungen von Schleimhäuten, Gastritis, Schleimhautentzündungen der Blase, des Magen-, Darmkanals, der Mundhöhle und Geschwüren im Magen und im Darm** Saures. Genauso sind **Lungenverschleimung, Bronchialkatarrh, Husten, heftige Heiserkeit, trockener Mund, Kehlkopf- und Mandelentzündung** bald Geschichte. Gegen das **Eintrocknen der Tränenflüssigkeit** machen Sie am besten **Augenbäder oder Auflagen auf Ihre Augen**. Genauso im äußeren Bereich heilt die Malve allerlei juckende und brennende Gesichtsallergien. Gleiches gilt für **Wunden, geschwollene Füße und geschwollene Hände**, die allerdings von Bruchstellen kommen müssen oder von Venenentzündungen entstammen sowie für weitere **Wunden und Geschwüre**. Bei Geschwüren gab es bereits Fälle von **Kehlkopfentzündungen und Kehlkopfkrebs**, welche durch den Genuss des **Tees** bald Geschichte waren.

DAS ECHTE LABKRAUT, GELBE LABKRAUT - GALIUM VERUM

Wie das wahre/weiße Labkraut ist Echtes Labkraut oder das Gelbe Labkraut genauso in der **Küche** zu verwenden. Der Name kommt praktisch daher, dass man das gerade geerntete Kraut in der Käseherstellung benötigte. Das Echte Labkraut hat eine speziell beruhigende Wirkung, vor allem bei Betroffenen, die **schwere Schlafstörungen** haben. Eine der Ursachen könnte eine Wasserader sein, die sich in der Nähe befindet und durch das Kraut praktisch deren Strahlung abwehrt. Packen Sie die trockenen Bestandteile in ein **Kräuterkissen** und legen Sie es sich unter das Kopfkissen. Ich hänge gerne meine Kräutersäckchen knapp über den Kopf. Werfen Sie die holzigen Teile und was sie sonst noch von der Pflanze bekommen haben nicht weg. Daraus ergeben sich **wunderbare Bäder**.

DAS WAHRE/WEIßE LABKRAUT - GALIUM

Diese Heilpflanze sollte besonders hervorgehoben werden. Vor allem durch das hohe Auftreten von **Krebserkrankungen**. Sie ist unglaublich stark gegen Krebserkrankungen und bei **Vorbeugung von Krebs**. Zudem putzt der **Tee** die Verdauungsorgane wie **Milz, Leber, Bauchspeicheldrüse, Niere und natürlich die Lymphdrüsen** heraus. Probleme werden durch den Teekonsum gleich behoben. Vor allem das **Seitenstechen**, für das nicht einmal eine Ursache zu finden ist, ist damit heilbar. Genauso wie die **Wassersucht** und die **Bleichsucht**. Wie die Ringelblume und das Gänseblümchen entfernt das Labkraut **Mitesser, Furunkel, Hautkrankheiten aller Art und Wunden**. Im selben Schritt nimmt das Kraut auch eine **Straffung der welken Gesichtshaut** in Angriff. Dazu müssen Sie nicht mehr machen als **warme Waschungen**.

Zurück zum Tee kann noch behauptet werden, dass E**pilepsie, Hysterie, Nervenleiden, Urinverhaltung, Grieß- und Steinbeschwerden, Kropfkrankheiten und Veitstanz**, aber auch

Stimmbänderlähmungen, extreme Nierenproblematiken und Nierenvereiterungen beseitigt werden. Die Palette geht weiter mit **Gebärmutterbeschwerden, Nierenschrumpfung, Zungenkrebs, krebsartige Geschwüre genauso wie Hautleiden, die eine krebsartige Ursache besitzen.**

In der **Küche** können Sie die **Blätter**, die **Blüten** sowie die **Stängel** und natürlich die Samen mit ihren Speisen genießen.

DER NUSSBAUM - JUGLANS REGIA

Zunächst vorne weg: Der Nussbaum ist nicht komplett giftig, weswegen er in dieser Auflistung auftritt. Denn die **Nüsse** sind eine **Delikatesse**. Doch verzichten Sie auf die Walnussblätter. Sie riechen allerdings so gut, dass es schwer ist, Haustiere und Kinder davon fern zu halten. Auch ist wichtig zu wissen, dass sich schnell Pilze in den Fruchthüllen ausbilden, sobald sie auf den Boden treffen. Entsorgen Sie diese Schalen verantwortungsbewusst, also nicht auf dem Kompost, da die Pilze sich auf ihre anderen Pflanzen übertragen können. Außerdem müssen Sie im Nachgang gut die Hände waschen, um die Stoffe an Ihren Händen restlos zu entfernen.

Die **Heilkraft** dieses Baumes unterscheidet sich in dem Sinne von der Anwendung der Küche, weil hierbei ein heilender **Tee aus den Blättern** hergestellt wird. Dadurch werden die Alkaloide, die eigentlich zur Abwehr gedacht sind, wie beim Beinwell als Heilstoffe angewendet. Genauso können Sie die **Nüsse,** die natürlich essbar sind, als **Geist ansetzen,** der gleichsam eine heilende Kraft hat. **Bäder und Waschungen** werden wie oben genannt angemacht, nur dass Sie anstelle von 200 g Blätter 100 g Nüsse anwenden sollten. Bei der Anwendung als Tee hilft der Nussbaum gegen **Zuckerkrankheit, Gelbsucht, Stuhlverstopfungen, Appetitlosigkeit, bei Blutreinigung und gegen Verdauungsstörungen**. Das Bad bzw. der Absud aus den Nüssen ist eine tolle **Auflage** gegen **Knochenabreibungen, Milchschorf, Kopfgrind, Krätze**

Knochenfraß, skrupulöse und rachitische Beschwerden sowie eitrige Finger- und Zehennägel. Machen Sie **Bäder und Waschungen** auch gegen **Weißfluss, Akne, eitrige Ausschläge, Mundfäule, Zahnfleisch-, Hals- und Kehlkopfkrankheiten, Frostbeulen, Haarausfall und Kopfläuse.** Nicht willkommene **Insekten** mögen keine **frischen Blätter** des Nussbaumes. Besonders im Sommer, also Mitte Juni, sind die grünen Nüsse, welche sich bei der Ernte leicht durchstechen lassen können müssen, ein tolles Mittel für den **Nussgeist**, der nicht nur **dickes Blut** beseitigt, sondern auch gegen **Magenschwäche, Darmfäulnis und bei Leber- und Blutreinigung** zuständig ist.

DER ODERMENNING - AGRIMONIA EUPATORIA

Besuchen Sie bei Ihrem Spaziergang sonnige und trockene Plätze. Bei Ihrem Spaziergang vor allem durch die ländliche Gegend, werden Sie an Weg- und Waldrändern, an Hügeln, Hängen und Böschungen, aber auch bei Ruinen und lichten Waldungen und Feldrainen diese scheinbar einfache Pflanze treffen. Der Odermenning gilt auch als das Königskraut, was den Grund hat, dass es eine einzigartige Heilpflanze ist. Auch hat sie die Namen Leberklee, Bruchwurz, Leberklette und Steinwurz bekommen. Ihre großen weich behaarten und gefiederten Blätter und ihre Blüten, die der Königskerze ähneln, sind ihre optischen Markenzeichen. In der **Küche** ist sie eher weniger zu finden. Zwar ist sie genießbar, hat aber einen wirklich bitteren Geschmack. Für den Verzehr empfehle ich frische und junge Blätter.

In der **Heilkunde** wird der Odermenning als **Tee**, als **Bad**, als **Salbe** und als **Mischtee** gegen spezielle Lebersorgen verwendet. Für äußere Anwendungen wie **Krampfadern und Unterschenkelgeschwüren** ist die **Salbe** hervorragend, aber auch das **Bad**. Meistens wird jedoch der **Tee** konsumiert. Er schafft **Herz-, Magen-, Darm- und Lungenerweiterungen, Nieren- und Blasenleiden,** aber auch **Probleme im Mund- und Rachenraum.** Diverse Entzündungen wie eine Halsentzündung etc., z.B. eine **eitrige Angina, Mundfäule, Entzündungen der Mundschleimhaut und diverse lästige Halskrankheiten** werden dadurch restlos ausgeheilt. Genauso wird auch **Blutarmut, Wunden, Rheuma, Hexenschuss, Verdauungsbeschwerden, Leberverhärtungen, Milzerkrankungen und Leberstockungen** effektiv geheilt. Vor allem die **Bäder** helfen **skrofulösen Kindern**. Für **Leberleiden** wird der Tee durch Labkraut und Waldmeister, welche wie der Odermennig in gleichen Teilen vermengt wird, als Mischung konsumiert.

DER SAUERKLEE - OXALIS ACETOSELLA

Die Anwendung des Sauerklees in der Pflanzenheilkunde beschränkt sich auf den **Tee** und den **Frischsaft**. Herkömmlich wird diese Pflanze auch als Himmelsbrot, Waldklee oder Hasenklee bezeichnet. Genießen Sie das Sauerklee in der Küche nur begrenzt, denn ein **übermäßiger Verzehr** wirkt durch die Oxalsäure nicht nur für den Menschen **giftig**. Auch Tiere werden bei einem zu hohen Verzehr vergiftet. Der Sauerklee darf nicht getrocknet werden und entfaltet nur im frischen Zustand seine Heilkraft. Er hilft bei **leichten Leber- und Verdauungsproblemen**, bei dem allseits bekannten **Sodbrennen**, gegen **Würmer, Hautausschläge und Nierenentzündungen**. Genauso wird der Saft dieser Pflanze sehr gerne bei **Magenkrebs und Geschwüren**, die krebsartig sind, ob gut oder böse, ob innerlich oder äußerlich und natürlich bei **Geschwülsten** angewendet.

Genauso wirkt der Saft bei der Krankheit **Schüttellähmung**, die auch unter dem Begriff der **Parkinsonschen Krankheit** bekannt ist. Letztere wird gut ausgeheilt, indem nahezu jede Stunde drei bis fünf Tropfen des Frischsaftes in den frisch gemachten Schafgarbentee gegeben wird. Anschließend wird jede Stunde auch der Saft auf dem Rückgrat aufgetragen. Halten Sie aber unbedingt die vorgegebenen Mengen ein bei den Behandlungen. Genauso darf die Verdünnung des Frischsaftes keine falsche Menge ergeben.

DIE SCHLÜSSELBLUME - PRIMULA OFFICINALIS

Diese wunderschöne Pflanze mit goldgelben Blüten wird hauptsächlich innerlich angewendet. Die hohen Dolden, an einem ca. zehn bis zwanzig cm langen Stängel gewachsen, haben nahezu alle Pflanzenteile im essbaren Status. Allerdings dürfen Sie die Wurzeln weder verzehren noch sollten Sie die Wurzeln als Tee zubereiten. Doch bitte beachten Sie, dass die Schlüsselblume bereits bedroht ist und unter strengem **Naturschutz** steht. Möchten Sie dennoch die Schlüsselblume genießen, rate ich Ihnen, sie nicht in der Wildnis zu sammeln, sondern in der Gärtnerei die Samen zu kaufen und sie selbst zu ziehen. Zur Schlüsselblume gibt es noch zu sagen, dass es **drei Arten** dieser Pflanze gibt.

Die erste ist die **Echte Schlüsselblume**, die hauptsächlich ihren Wuchsort auf Bereisen im Voralpenland und Hügelland hat. Dann ist da noch die **hohe Schlüsselblume**. Sie gedeiht auf nahezu allen Wiesen, unter Gebüschen und an Waldrändern. Beide Pflanzen halten die selbe Heilkraft inne. Jedoch ist die dritte Art sehr streng geschützt. Die **Petergstam/Aurikel** oder wie der Volksmund sagt, der Gelbe Speik, darf nicht gepflückt werden. Diese schöne Alpenpflanze ist dennoch selbst zu ziehen, kauft man sich die Samen dieser Pflanze. Allein das Aufziehen wird Ihnen schon Freude bereiten.

Zu **Heilzwecken** besteht die Möglichkeit eines **Tees**, den Sie entweder so genießen können oder eine **Teemischung** daraus fertigen. Auch gibt es ein tolles Rezept für einen Schlaftee und die Herstellung von Herzwein ist ebenso möglich. Hauptsächlich wirkt die Schlüsselblume gegen **Herzbeschwerden**, sie wirkt **blutreinigend**, bekämpft **Gicht und Rheuma**, ist stark gegen **Migräne** und beugt **Herzmuskelentzündungen, Wassersucht und Schlaganfall** vor. Als Tee gegen **Blasensteine** können Sie auch etwas für Ihre Nieren tun. Möchten Sie einen besonderen Tee gegen **Schlaflosigkeit**, trinken Sie ein Gemisch aus 50 g Schlüsselblumen, 25 g Lavendelblüten, 5 g Baldiranwurzeln, 15 g Fruchtzapfen vom Hopfen und 10 g des allseits beliebten

Johanniskrautes. Löwenzahn, Schlüsselblume, Holundersprossen und Brennesselblätter können Sie als Frühlingskur jedes Jahr machen.

DAS KLEINBLÜTIGE WEIDENRÖSCHEN - EPILOBIUM PARVIFLORUM

Wieder neu entdeckt ist das scheinbar unsichtbare Weidenröschen. Diese krautige Pflanze hat zarte schöne Blüten und ist ein tolles Mittel gegen Probleme mit dem Harnapparat. Sowohl Blüten als auch Wurzeln und Blätter dieser schönen Pflanze sind in der Küche geeignet. Allerdings ist der Geschmack des Weidenröschens mehr säuerlich und sollte je nach Geschmack als Gewürz verwendet werden. Die Wurzeln sind zudem äußerst energiehaltig. Wollen Sie sich Tee zu Heilzwecken machen, gibt es diesen nahezu überall. In Teehäusern, aber auch Apotheken.

DAS WUNDKLEE - ANTHYLLIS VULNERARIA

Wie der Name schon sagt ist das Wundklee ein Spezialist für **Wunden**. Aufgrund ihrer essbaren **Triebspitzen**, die Sie allerdings erhitzen sollten, ist diese Pflanze unter den **essbaren** Heilpflanzen gelandet. Zur Anwendung im Bereich der **Heilarbeit** findet sie mit allen Pflanzenteilen eine nützliche Funktion. **Hautprobleme** lassen sich mit Hilfe des Wundklees schnell beheben. Beim Sammeln achten Sie aber darauf, dass Sie nur die oberen Pflanzenteile ernten und dass die Blüten äußerst empfindsam sind. **Neurodermitis** ist eine böse Hautkrankheit, die vor allem Kindern Probleme bereitet, doch auch Erwachsene sind leider davon betroffen.

Diese unangenehme Krankheit kann mit dem Sud des Wundklees gut behandelt werden. Um den Sud richtig anzuwenden, brauchen Sie ein Baumwolltuch, das Sie in den Sud tauchen. Damit machen Sie so lange **Umschläge**, bis die Hautkrankheit ausgeheilt ist. Warten Sie aber bei jeder Anwendung eine Zeit lang, um die Kraft wirken zu lassen.

Am Ende jedes Umschlages tut es gut, Johannisblütenöl auf die betroffenen Haustellen zu geben. **Babys und Kleinkinder** sollten mit einem Teil des **Suds im Badewasser** gebadet werden, da sie ja nicht besonders gut stillhalten können. Zur Salbe sollte unbedingt gesagt werden, dass diese frisch verwendet werden sollte. Ein zeitlich begrenzter Aufenthalt im Kühlschrank ist möglich und notwendig, der Haltbarkeit wegen.

Kapitel 4: Giftige Heilpflanzen/Heilkräuter

Pflanzen haben im Laufe der Entwicklung der Erdgeschichte stetig verschiedene Verteidigungs- oder Lockmechanismen ausgebildet. Abwehrstoffe, Lockstoffe, aber auch Duft- und Farbstoffe haben sich durch diese Jahrmillionen so entwickelt, dass sie eine medizinische Wirkung haben. Diese jeweilige Entwicklung jeder Pflanzenart ist einzigartig und hat eine breite Form an Wildgemüse und Heilpflanzen, aber auch Pflanzenarten, die es zur kultivieren Form in die menschliche Ernährung geschafft haben, erreicht. Auch wenn die Urform manchmal mit einer eher geringen Ertragsfähigkeit eine karge Ernährung geboten hat, sind die heutigen Kulturpflanzen das genaue Gegenteil. Würde man die Nutzpflanzen so anpflanzen, dass sie für Natur, Mensch und Tier in so ausreichendem Maße vorhanden wären, ohne Schäden durch Monokulturen etc. als Folge zu haben, könnte man den gesamten Hunger der Welt auf rein pflanzlicher Basis bekämpfen.

Doch es gibt Einschränkungen. Heilpflanzen sind nichts anderes als **Giftpflanzen**, zumindest die giftigen Vertreter der Pflanzenwelt. **Diese sollten Sie unter keinen Umständen verzehren oder als Tee trinken! Es sei denn, Sie bekommen diesen Verzehr von einem Arzt verordnet oder können die Mengen selbst richtig einschätzen und dies mit einem guten Gewissen tun, was u. U. bei manchen Pflanzen in Teeform sein kann. Doch bitte nur in der vorgeschriebenen Menge konsumieren in diesem Fall.** Im Folgenden zeige ich Ihnen tolle und wirksame Heilpflanzen auf. Das Besondere daran ist, dass selbst diese Pflanzen bereits aktiv verwendet werden. Letztens habe ich eine Frau kennengelernt, die eine tolle Körperpflege aus Beinwell produziert hat. Diese Körperpflege ist besonders für empfindliche Haut eine geniale Erfindung. Wie Sie sehen sind Heilpflanzen nicht nur im herkömmlichen Heilverfahren einsetzbar.

DER BEINWELL, BEINWURZ - SYMPHYTUM OFFICINALE

Diese universelle Heilpflanze war der eigentliche Auslöser für mich, mich mit Heilpflanzen zu beschäftigen. Sie ist praktisch das Erbe meiner Mutter, die mir damit den Grundstein für mein Interesse an Heilpflanzen mitgab. Zwar hatte meine Kindheit auf einem landwirtschaftlichen Betrieb das Übrige dazu beigetragen, u. a. das Wertschätzen der Natur und deren Gaben, aber auch die Bindung zu genau diesen starken Pflanzen gefestigt.

Der Beinwell, auch Beinwurz, Kuchenkraut, Wallwurz Schwarzburg oder Beinheil genannt, im Englischen übrigens Comfrey, ist eine der unverzichtbarsten Gaben, die Mutter Natur uns geben kann. Unkompliziert in der Pflege bekommen Sie den Beinwell nicht mehr aus Ihrem Garten, bei meiner Mutter sprießt er bereits im ganzen Garten und lässt sich nicht mehr bändigen., was mich dazu bewegt hat den Beinwell in großen Kübeln zu halten. Viel braucht der Beinwell nicht. Er ist winterhart, wuchert wie verrückt und ist mit allen Pflanzenteilen für die Heilkunde von großer Bedeutung. Vor allem die Hummeln lieben die weißen oder lila Blüten des Beinwells. Ich habe jeden Sommer und Herbst regelmäßig hungrige Hummeln in meinem Garten. Der Beinwell wächst zudem auf Schutthalden, nassen Wiesen, feuchten Gräben, Feldrainen und an Gewässern. Er ist ein Starkzehrer und braucht viel Wasser und Nährstoffe, weswegen er sehr gern in direkter Nähe von Wasser wächst. Ziehen Sie ihn selbst, verwenden Sie am besten natürlichen Dünger, wie ich sie bereits oben erwähnt habe. Außerdem ist der Beinwell auch eine wirklich schöne Gartenpflanze und hat sogar eine bestimmte abstoßende Wirkung gegen viele Ungezieferarten.

Wie der Name schon sagt ist diese Heilpflanze auf die Beine spezialisiert. Jahrelanger **Rheumatismus und Gelenkschwellungen** sind für die Heilkraft dieser schönen Pflanze kein Problem. Sehen Sie sich nur einmal die Wurzeln an. Sie ähneln unseren Knochen, brechen Sie sie, werden Sie es verstehen. So kann der Beinwell bei **allen Knochenleiden** eingesetzt werden, auch ausgekugelte Schultern und vieles mehr.

In der Anwendung ist der Beinwell zwar auch als **Tee** oder im **Verzehr** möglich, doch dies sollte nicht auf eigene Faust einfach so gemacht werden. Die meiste Anwendung findet der Beinwell in Blätter- und Breiauflagen, Bädern, als Salbe oder Öl, aber auch in Wein. Knochenbeschwerden wie **Brüche, Knöchelausbuchtungen, Knocheneiterung und Knochenschmerzen** brauchen zwar eine längere Behandlung mit Beinwell, doch der Erfolg ist dafür vielversprechender als bei herkömmlichen Mitteln. Besondere Anwendung finden **Bäder, Brei- und Blätterauflagen**, aber auch meine beliebteste Form, die **Salben und Öle** bei **Durchblutungsstörungen, Rheuma, Gicht, Bandscheibenvorfällen, Krampfaderngeschwüre** und **Krampfadern** selbst - also Leiden, die vor allem viele alte Menschen haben.

Doch die äußere Anwendung von Beinwell heilt auch **gelähmte Glieder**, die durch **Überanstrengung, Verstauchung, Schlaganfall oder Verrenkung entstanden** sind. **Sportverletzungen** wie **Zerrungen, Verspannungen, blaue Flecken** (auch oft ausgelöst durch schwaches Bindegewebe), **Nackenschmerzen, Beinhautentzündungen, rheumatischen Muskelverdichtungen, Geschwülsten** und **Gichtknoten** sowie **schmerzende Amputationsstümpfe** sind gut ausheilbar mit Beinwell. Viele Menschen leiden unter **offenen Füßen**.

Das ist eine Krankheit, die mit braunen Flecken und/oder Jucken in den Beinen beginnt. Die braunen Flecken sehen aus wie Pigmentflecken, können aber unbehandelt zu offenen Füßen führen. Sollten Sie so etwas sehen oder fühlen, gehen Sie bitte umgehend zum Arzt, denn das ist ein Anzeichen für die Anfälligkeit von Krampfadern. In meinem familiären Fall habe ich auch die Vererbung von Krampfadern mitbekommen. Jedoch im selben Zug das Wissen über Heilpflanzen, die genau diese Krankheit effektiv bekämpfen. Streichen Sie **Beinwellsalbe** oder **Beinwellöl** z. B. auch auf Ihre **Knie**, sollten diese mal unter der Last des Arbeitsalltags ächzen. Sie werden bald Besserung fühlen. Es ist sogar möglich, **böse Knochenbrüche** mit **Beinwellblättern** zu heilen. Beinwellblätter waren früher, als es noch nicht den medizinischen Standard wie heute gab, die **ersten Verbände**. Also denken Sie daran, wenn Sie in der Wildnis stehen, z. B. im Rahmen einer **Wanderung**, suchen Sie Beinwell, walken Sie die Blätter und legen Sie sie auf die Brüche.

Für die **innere Anwendung** ist Beinwell für die Behandlung von **Magenblutungen, Rippenfellentzündungen, Bronchialkatarrh** und **Beschwerden des Verdauungsapparates** zuständig. **Beinwelltee** ist prädestiniert, sogar **Magengeschwüre** mit einer außergewöhnlichen Teemischung zu schlagen. Mischen Sie dazu 100 g Beinwurz, 50 g Ringelblume, sowie 50 g Vogelknöterich. Diese Mischung lassen Sie mit einem gehäuften Teelöffel auf 250 ml Wasser brühen. Nach drei Minuten können Sie schluckweise tagsüber drei bis vier Tassen trinken.

Vorsicht: Ein erhöhtes Risiko für Krampfadern, ausgelöst durch Durchblutungsstörungen, können dadurch entstehen, dass viele junge Frauen und Männer dauerhaft die Beine überkreuzen. Vor allem Menschen, die im Erbfall Probleme mit Krampfadern, schwachem Bindegewebe und Durchblutungsstörungen haben, sollten auf das Überkreuzen der Beine unbedingt verzichten.

Weiterhin ist Beinwell trotz seiner Giftigkeit begrenzt essbar. Aufgrund der hohen Gefahr dieser Pflanze beim Verzehr habe ich diese in die Kategorie giftig eingeordnet. Das Essen der Wurzeln oder der Blätter kann in begrenzten Mengen innerlich oben genannte Beschwerden ausheilen. Menschen, die mit Arthrose zu kämpfen haben, sollten, sofern sie sich trauen und ein gutes Gefühl dabei haben, das gelegentliche Verspeisen davon mit in die Ernährung aufnehmen.

DER BÄRLAPP - LYCOPODIUM CLAVATUM

Als Drudenfuß, Hexenkraut, Krampfkraut, Schlangenmoos, Gichtmoos oder Harnkraut ist diese Heilpflanze im Volksmund bekannt. Sie ist eher unscheinbar und hat einen kriechenden Wuchs. Zwar wird die Pflanze als geschützt gelistet, doch wenn Sie sie selbst ziehen oder die Pflanzenteile in der Apotheke kaufen, dürfte das kein Problem sein.

Wenden Sie das Kraut bitte nur an, wenn es Ihnen verordnet wird oder Sie eine wirklich gute Einschätzung haben, wie viel Sie zu sich nehmen dürfen. Die Folgen können heftige Darmkrämpfe sein. Der Bärlapp ist eine unglaublich starke Heilpflanze, deren **Tee** bei **Veränderungen der Gelenksformen, Gicht und Rheuma**, aber auch bei **Stuhlverstopfung** und **Hämorrhoiden** aushilft. Durch diese Heilpflanze werden **Harn- und Geschlechtsorgane, Nierengrießbildungen, Hodenschmerzen und Hodenverhärtungen** abgeheilt. Genauso wie **Leberverhärtung**, eine Krankheit die auch als Leberzirrhose bekannt ist, selbst wenn diese sich im **Endstadium** befindet. **Krankhafte Wucherungen der Leber und Entzündungen** dieser sind **keine Gründe**, sich das Leben schwer zu machen oder eine **Spenderleber** zu fordern, da der Bärlapp dies mit seiner Heilkraft verhindert.

Ansonsten hilft der **Tee** auch bei **hohem Blutdruck** und gegen **Blasenkrämpfe**. Das **Sitzbad** und das **Kräuterkissen** schafft auch alte oder neue **Kriegs- und Unfallverletzungen**, welche mit dem **Bärlappmehl** sanft auf die **kranken, offenen Stellen** verteilt werden sollten. Die Bäder helfen effektiv gegen **Krämpfe aller Art**. Vor allem das **Bärlappkissen** ist sehr gut gegen **Fuß- und Wadenkrämpfe**.

DIE TRAUBEN-EICHE, STIEL-EICHE - QUERCUS PETRAEA, QUERCUS ROBUR

Dieser schöne Baum hat in der Eichenrinde eine große Heilkraft. Doch bitte schälen Sie nicht von lebenden Bäumen, niemand möchte bei lebendigem Leibe gehäutet werden. Durch die viele Gerbsäure sind Bäder sehr gut gegen Fußschweiß. Alle Tage ist es gut, zehn Minuten das Sitzbad zu machen. Den Sud für das Bad können Sie bis zu vier Tage verwenden. Helfen Sie sich mit dem Sud bei Hautausschlägen, Ekzemen und Flechten aus. Doch in jenem Fall den Sud einfach in ein Baumwolltuch geben und diesen auch bei Hämorrhoiden legen.

Kulinarischer Tipp: Auch wenn der Baum an sich giftig ist, sind die Eicheln sehr lecker. Gehen Sie einfach in den Naturkostladen und decken Sie dort Ihren Bedarf an Produkten aus Eicheln.

DER GROßE HUFLATTICH, PESTWURZ - PETASITES OFFICINALIS

Als giftige Vertreterin dieser Pflanzenfamilie ist zwar eine **Teezubereitung** möglich, die Sie bei **Fieber, Gicht, Fallsucht und Atemnot** trinken können, doch bitte achten Sie auf die Menge. **Auflagen** sind hilfreich bei **bösartigen Geschwüren, brennenden Wunden, Brand, Verstauchungen und Verrenkungen sowie wundgelaufenen Füßen**.

Verwechslungsgefahr: Diese Heilpflanze ist mit dem Huflattich verwandt und kann genauso schnell verwechselt werden. Achten Sie auf den Fundort. Die Pestwurz wird an Bächen, Flussufern, Waldrändern und Gräben gefunden und ist gleichsam anders in der Blüte. Sie hat einen hohen Blütenstab und einen grauen Flaum über Blättern und Stängeln, während der Huflattich eine kleine Blüte hat und nur an Wiesen und Hängen wächst.

DIE MISTEL - VISUM ALBUM

Sicherlich kennen Sie die Mistel. Von Weihnachten, da sie ein Teil eines alten Brauches ist. Doch nur wenige wissen um die Heilkraft dieser Pflanze. Sie ist zwar nur gering giftig und kann deswegen als **Tee** verabreicht werden, Sie sollten sie aber nicht verzehren. Interessant ist auch, dass sie als eine Art Halbparasit an Laubbäumen und manchmal an Nadelbäumen wächst.

Die **Beeren** sind **genießbar**, schmecken schleimig-süß und sind auch sehr gut in der **Salbenherstellung** verwendbar. Diese Anwendung ist bei **Erfrierungen** ausschließlich äußerlich aufzutragen. Die **Tinktur** ist als fertige Tropfen in der Apotheke zu haben, während die frischen Bestandteile den **Frischsaft** liefern. Als meiste Anwendung ist die Teezubereitung existent. Der **Tee** heilt **Epilepsie, chronische Krämpfe und hysterische Probleme** und ist gleichsam das optimalste Mittel gegen **Herz- und Kreislaufprobleme**. Sie gleicht den Blutdruck aus und schafft sogar Schwindelgefühle, Ohrensausen sowie Sehstörungen beiseite. Genauso hilft der Tee gegen Probleme beim **Hormonhaushalt** und dem **kompletten Drüsenhaushalt**. Trinken Sie diesen Tee gegen **Diabetes** und andere **Stoffwechselkrankheiten**.

Ein toller Nebeneffekt ist die Wirkung gegen **Kreislaufstörungen, Herzstörungen** und gegen das ständige **matte Gefühl**. Genauso profitieren auch Frauen in den **Wechseljahren** davon oder wenn eine **Unfruchtbarkeit** vorliegt. Genauso können Menstruationsbeschwerden gemeistert werden. Nehmen Sie diesen Tee zu sich, wenn Sie krebsgefährdet sind, denn die Mistel ist meisterhaft bei der **Krebsvorsorge**. Um **Erfrierungen** auszuheilen, verwenden Sie die Tinktur, den Frischsaft oder die Salbe.

DIE ROSSKASTANIE - AESCULUS HIPPOCASTANUM

Die Rosskastanie ist ein wunderschöner Baum. Während die prachtvollen Blütenkerzen für die unterschiedlichsten Heilmittel wie einem **Pflanzenbrei** verwendet werden, heilt die Tinktur gleichermaßen die selben Beschwerden aus. Ebenso sind die Früchte, also die Rosskastanien selbst, ein wunderbares Mittel, um z.B. Trigeminusneuralgie verschwinden zu lassen. In der Heilkunde hat die Rosskastanie den Ruf, vor allem **Venenleiden, Muskelzerrungen, stumpfe Verletzungen und Krampfadern** zu behandeln.

Anders als beim Beinwell kann die Rosskastanie nur äußerlich angewendet werden. Sie hilft mit warmen Auflagen bei **Gesichtsschmerzen**, der **sog. Trigeminusneuralgie**. Frische Kastanien werden zerkleinert und komplett getrocknet, um sie dann später in ein **Kräutersäckchen** zu tun und dieses dann auf die schmerzenden Stellen aufgelegt. Um die Wärme zu erhalten, sollten Sie es gelegentlich im Ofen wieder erwärmen. Selbstverständlich sind die Kastanien auch zu **Mehl** gemahlen sehr heilkräftig. Das erwärmte Mehl gemeinsam mit Wasser zu einem dickflüssigen Brei verarbeiten, den Sie dann auf **entzündete Venen** legen. Um zu verhindern, dass die Masse davonläuft, wickeln Sie ein Baumwolltuch darum.

Allerdings muss ich hierbei warnen. Entzündete Venen sind eine furchtbare Krankheit, die schnell zu Komplikationen führt. Diese Krankheit alleine ausheilen zu wollen wäre sehr unverantwortlich. Deswegen rate ich das Zuziehen eines Arztes. Die Auflage der Mehlmasse ist unterstützend gemeint und beschleunigt die Heilung. Die Tinktur aus Kastanien oder Kastanienblüten ist gleichsam ein starkes Mittel gegen alle Venenprobleme und Krampfadern. Alle beiden Tinkturen werden wie die Auflage auf die kranken Stellen aufgetragen.

Wenn Sie sich mit all dem unsicher sind, gehen Sie in die **Apotheke**. Dort werden aktiv Rosskastanienprodukte verkauft, die Sie bedenkenlos je nach Packungsbeilag und ärztlichem Rat anwenden können.

Achtung: Beim Sammeln müssen Sie vorsichtig sein, sie nicht mit ihrer seifenhaltigen Kollegin, der Waschkastanie, zu verwechseln, denn diese hat anders als ihre Vertreterin, die Rosskastanie, eine reinigende Wirkung. Diese Kastanienart ist praktisch ein sanftes Waschmittel der Natur. Essbar ist die Edel-Kastanie, auch als Maroni bekannt. Kaufen Sie diese im Zweifelsfall im Markt oder fragen Sie einen Förster, der die Pflanzenwelt gut kennt.

DAS SCHARBOCKSKRAUT - RANUNCULUS FICARIA

Eine besondere Pflanze, die kurz nach dem Frühling in die Erde zurückgeht. Und ihre außergewöhnliche Heilkraft konzentriert sich als **Auflage** bei **Gelenkproblemen, Venenleiden, Hämorrhoiden und Krampfadern**. Sie hat schöne gelbe Blüten und kann auch sehr gerne als Blume für die Vase verwendet werden.

DAS SCHÖLLKRAUT - CHELIDONIUM MAJUS

Das eher unsichtbare Schöllkraut ist sehr stark gegen **Warzen**, was ihr auch den Namen Warzenkraut eingebracht hat. Als Tee oder zum Verzehr bitte niemals verwenden. Die Alkaloide sind zu giftig. Zur Warzenbehandlung sammeln Sie Blätter und Wurzeln und waschen die Warzenstelle zehn Minuten im Salzwasser. Anschließend zerbrechen Sie die Pflanzenteile, ob nun die Wurzel oder die Blätter, und drücken den orangegelben Saft auf die Warze. Machen Sie dies einige Male und zwar so lange, bis sich die Warze komplett schwarz verfärbt.

DER WURMFARN, FARNKRAUT - DRYOPTERIS FILIX-MAS

Wie eine Urzeitpflanze aussehend darf diese Heilpflanze niemals zur inneren Anwendung benutzt werden. **Brennende Füße** werden geheilt, indem vom **Farnblatt** die ersten 20 cm von oben abgeschnitten und in die Schuhspitze eingelagert werden. Haben Sie **Rückenschmerzen**, sollten Sie vier bis fünf Farnwedel auf die entblößte Haut legen. Tun Sie dies im Anschluss noch einmal. Kurzzeitig werden die Beschwerden schlimmer, doch es ist normal, dass die Probleme in der Naturheilkunde manchmal anfangs heftiger sind, danach jedoch abklingen. Tun sie dies nicht, suchen Sie sich eine andere Heilpflanze aus und gehen Sie im Zweifelsfall zum Arzt.

Kapitel 5: Vorsichtsmaßnahmen

NATURSCHUTZ

Beim Sammeln und Verarbeiten von Heilpflanzen müssen Sie nicht nur zu Ihrer Sicherheit, sondern auch der Umwelt zuliebe aufpassen. Denn auch wenn Pflanzen wie die Große Brennnessel sich über die Jahrtausende der Ausrottung erfolgreich entgegenstemmen konnte und dies heute noch schafft, gibt es Pflanzen, die bereits auf der roten Liste stehen.

Ebenso ist es dringend notwendig, das Zusammenleben mit der Natur zu würdigen. Nehmen Sie nur so viel wie Sie brauchen. Lassen Sie die Hälfte übrig, damit die Pflanzen sich erholen können und andere auch noch etwas davon haben. Denn es besteht die Gefahr, dass der Ort, an dem Sie pflücken, durch das zu starke Ernten im Laufe der Zeit „gerodet" wird und es für die Zukunft keine neuen Pflanzen mehr geben könnte.

GESUNDE UND KRANKE PFLANZENTEILE

Wenn Sie sammeln, dürfen Sie Ihrer Gesundheit zuliebe keine kranken oder abgestorbenen und vertrockneten Pflanzenteile ernten. Sind seltsame Flecken auf den Stängeln, Blättern oder auf den Früchten, deutet das auf einen Pilzbefall hin. Auch zerstörte Stellen an Früchten, Blättern und Co. wie schwarze Stellen oder Stellen, in denen sich bereits kleine Tiere eingenistet haben, sollten Sie meiden.

VERWECHSLUNGSGEFAHR

Auch die Verwechslungsgefahr besteht. Meist sind in jeder Pflanzenfamilie Vertreter dabei, die giftig sind. Oder aber die Pflanzen ähneln anderen Pflanzen in ihrem Aussehen oder ihrem Duft und sind nur schwerlich davon zu unterscheiden. Sind Sie sich unsicher, nehmen Sie einen

Experten oder ein Bestimmungsbuch mit oder besorgen Sie sich im Zweifel die Pflanzenteile aus der Apotheke. Am besten ist es natürlich, wenn Sie die Heilpflanzen in Ihrem eigenen Garten ziehen, dann ist jede Verwechslungsgefahr außer Kraft gesetzt.

ORTE ZUM PFLÜCKEN

Wenn Sie Heilpflanzen auf einem Spaziergang suchen oder finden, ist es unbedingt notwendig, den Standort zu beachten, wo Sie die Pflanzen vorfinden. Denn eine Wiese, die frisch gedüngt wurde mit Gülle, den Resten einer Biogasanlage oder den noch schlimmeren Spritzmitteln, sollten Sie unbedingt meiden. Besuchen Sie nur Orte, an welchen keine Hunde, Katzen oder Ähnliches seine Hinterlassenschaften abgelegt haben. Die Bakterien, die dort im Kot leben, können Krankheiten auslösen. Genauso die Spritzmittel der Landwirtschaft, obgleich diese eine schützende Funktion haben, sind sie mehr gesundheitsschädigend als gesundheitsfördernd und können den Boden sowie die Pflanzen, die die Nährstoffe des Bodens aufnehmen, nachhaltig kontaminieren.

ARZTBESUCH

Haben Sie eine Pflanze erwischt, bei der Sie irgendwelche Nebenwirkungen haben, ist es ratsam, einen Arzt aufzusuchen. Nicht nur, dass Sie einer Verwechslung der Pflanzen zum Opfer gefallen sind, sondern auch allergische Reaktionen können auftreten. Obwohl letztere sehr selten und meist eher ungewöhnlich sind, ist eine allergische Reaktion nicht komplett auszuschließen. Stellen Sie unbedingt den Konsum oder die Anwendung ein und nehmen Sie die Pflanzenteile mit zur Bestimmung für den Arzt.

Heilpflanzen als Geschenk Gottes

Meine Arbeit mit Heilpflanzen ist noch jung. Mein allererstes Vorbild war meine Mutter, die mit nur einer Heilpflanze begonnen hatte und diese heute noch regelmäßig anbaut. Diese Pflanze hat sich zu einer der Haupttheilpflanzen in meinem Garten entwickelt. Im Gegensatz zu meiner Mutter habe ich mein Erbe weiter ausgebaut. Und mit Hilfe von Hildegard von Bingen und Ruth Pfennighaus habe ich mein Wissen stark erweitert. Jedes Jahr lerne ich eine neue Heilpflanze besser kennen und jedes Jahr wächst meine Dankbarkeit den Heilpflanzen gegenüber. Es ist gut, dass sie nicht auszurotten sind und jedes Jahr mit voller Kraft zurückkehren. Wie Sie auch gelesen haben sind die meisten Heilpflanzen essbar, was bedeutet, dass Sie diese auch in Ihre tägliche Ernährung aufnehmen können. Selbst wenn Sie bei der Menge gelegentlich aufpassen müssen. Für mich ein Grund zur Freude, denn ich bin der Typ Mensch, der sich gelegentlich ein Blättchen pflückt und es sich in den Mund schiebt.

Heilpflanzen sind die Basis aller Medikamente, die Sie in der herkömmlichen Schulmedizin und der darauf aufbauenden medizinischen Kenntnisse immer und überall finden werden. Es ist schön anzusehen, wie das Interesse an Heilpflanzen und den daraus entwickelten Produkten wie Salben, Pflegeprodukten und vielem mehr immer mehr Fuß in der Bevölkerung fasst. Jeder kann etwas für seine Gesundheit tun, auch Sie. Sie brauchen nicht einmal viel. Machen Sie nur einmal ein Experiment und nehmen Sie eine Wanne, einen großen Kübel oder machen Sie eine Fläche in Ihrem Garten frei. Warten Sie, bis dort von selbst etwas wächst. Denn es heißt, dass die Pflanzen, die Sie brauchen, zu Ihnen kommen werden.

Dies ist auch bei mir geschehen. Mit meinen gelegentlichen Durchblutungsstörungen und Eisenmangel habe ich mich besonders über den

Besuch der Brennnessel in meinem kleinen Garten gefreut. Bevor der Grünstreifen gemäht wird, ernte ich alle Brennnesseln ab, trockne sie und verwende sie später für Fußbäder oder Tees. Manchmal lasse ich mich freiwillig von einer Brennnessel piksen, denn die heilenden Stoffe lassen sich nicht nur in den verschiedenen Anwendungsmöglichkeiten nutzen. Manchmal sind die Verteidigungsmechanismen der Pflanzen ein wahrer Segen. Bevor Sie den Griff zum Pflanzenmittel machen, denken Sie noch einmal darüber nach. Es reicht, diese Pflanzen zu stutzen, um Ihren Garten schön zu halten.

Zumal Sie Ihre anderen Nutzpflanzen gleichsam ausrotten würden und den Boden nachhaltig zerstören würden mit dem Einsatz von giftigen Pflanzenmittel, wozu auch der Essig gehört, auch wenn er ein Naturprodukt ist. Vielleicht denken Sie über eine wilde Ecke in Ihrem Garten nach? Oder stellen Kübel und Wannen auf, um den Pflanzen einen Platz in Ihrem Leben zu geben, wenn Sie Angst haben, dass sie Ihren ganzen Garten übernehmen könnten? Oder Sie einfach nicht genug Platz haben und die vorhandenen Ecken effektiv nutzen wollen? Geben Sie den Heilpflanzen eine Chance und lassen Sie sie in besagter Ecke nach ihren Bedürfnissen wachsen. Wie Sie ja gelesen haben, sind Heilpflanzen, zumindest die meisten, so einfach in Ihre tägliche Ernährung einzubinden, dass Sie eigentlich gar nicht mehr darüber nachdenken müssten. Sie werden davon profitieren, denn ihre Heilkraft ist ein wahrer Segen und ein Geschenk des Himmels.

Noch ein Besonderer Tipp für Tierhalter und Landwirte: Für jeden Tierhalter, ob Landwirt, Hundebesitzer etc. ist es immer gut, die Schafgarbe im Garten zu haben. Viele Landwirte mit jeder erdenklichen Viehhaltung würden vom Gebrauch der Schafgarbe profitieren. Allein aus Kostengründen ist die Schafgarbe schon lohnenswert. Das ist sie in dem Sinne, weil sie nicht nur widerstandsfähig dem Winter gegenüber ist, sondern auch von alleine wächst und praktisch nur geerntet werden muss. Damit würden unnötige Kosten für Tierarzt und Co. wegfallen. Zudem würden dadurch die Geburten der Kälber wesentlich einfacher werden. Die

Schafgarbe ist somit in allen Richtungen ein Gewinn. Doch nicht nur die Schafgarbe ist für Tierhalter besonders gut. Auch die anderen essbaren Wildkräuter werden von Haus- und Nutztieren geliebt. Allein der Gebrauch von Wildkräutern, die gleichsam Heilpflanzen sind, kann so viele Krankheitskosten und Ärger sparen. Tun Sie sich und Ihren Tieren etwas Gutes und sei es nur aus dem finanziellen Hintergrund, sollten Sie von der tollen Kraft der Heilpflanzen noch nicht überzeugt sein. Ihre Tiere werden es Ihnen mit guter Gesundheit und einer besseren Leistung danken.

Quellen:

HAUPTQUELLEN:

Maria Treben - Gesundheit aus der Apotheke Gottes, 1982

Eva Aschenbrenner - Die Kräuterapotheke Gottes; Sammeln und Anwenden

Eva Aschenbrenner - Die Kräuterapotheke Gottes; 40 weitere Heilpflanzen

Ruth Pfennighaus - Gesundheitshaus Marburg; kleine Kräuterkunde - Hope-TV

Peter K. Köhler - Gesund mit Apfelessig

UNTERSTÜTZENDE INTERNETQUELLEN:

https://pflanzen-lexikon.com/Box/Geum_rivale.html
https://www.pflanzen-vielfalt.net/wildpflanzen-a-z/übersicht-i-p/#L
https://www.ernaehrungs-umschau.de/online-plus/25-05-2015-wildgemuese-in-der-ernaehrung/
https://heilkraeuter.de/lexikon/ackersch.htm
https://www.heilpflanzen-online.com/heilpflanzen-a-z/baerlauch.html
https://www.kraeuter-buch.de/kraeuter/Ehrenpreis.html
https://www.hauenstein-rafz.ch/de/pflanzenwelt/pflanzenportrait/laubgehoelze/Traubeneiche-Quercus-petraea.php
https://www.plantopedia.de/ist-goldrute-giftig/
http://www.katzenminze24.de/kalmus-acorus-calamus-uralte-heilpflanze/
https://www.gartenlexikon.de/walnussbaum/
https://www.kostbarenatur.net/anwendung-und-inhaltsstoffe/gemeiner-odermennig/
https://www.wildfind.com/pflanzen/kleinbluetiges-weidenroeschen
https://ueberlebenskunst.at/blog/2014/04/22/survival-nahrung-hirtentaeschel-essbar/

Impressum

© 2019

2. Auflage

Alle Rechte vorbehalten.

Nachdruck, auch auszugsweise, verboten.

Kein Teil dieses Werkes darf ohne schriftliche Genehmigung des Autors in irgendeiner Form reproduziert, vervielfältigt oder verbreitet werden.

Vertreten durch: Vital Experts

Kontakt: Stefan Mähleke / Osterstraße 5 / 30890 Barsinghausen

Coverfoto: AR

Haftungsausschluss:
Die Nutzung dieses Buches und die Umsetzung der enthaltenen Informationen, Anleitungen und Strategien erfolgt auf eigenes Risiko. Der Autor kann für etwaige Schäden jeglicher Art aus keinem Rechtsgrund eine Haftung übernehmen. Haftungsansprüche gegen den Autor für Schäden materieller oder ideeller Art, die durch die Nutzung oder Nichtnutzung der Informationen bzw. durch die Nutzung fehlerhafter und/oder unvollständiger Informationen verursacht wurden, sind grundsätzlich ausgeschlossen. Rechts- und Schadensersatzansprüche sind daher ausgeschlossen. Dieses Werk wurde sorgfältig erarbeitet und niedergeschrieben. Der Autor übernimmt jedoch keinerlei Gewähr für die Aktualität, Vollständigkeit und Qualität der Informationen. Druckfehler und Falschinformationen können nicht vollständig ausgeschlossen werden. Es kann keine juristische Verantwortung sowie Haftung in irgendeiner Form für fehlerhafte Angaben vom Autor übernommen werden.

Urheberrecht:

Das Werk einschließlich aller Inhalte, wie Informationen, Strategien und Tipps ist urheberrechtlich geschützt. Alle Rechte vorbehalten. Nachdruck oder Reproduktion (auch auszugsweise) in irgendeiner Form (Druck, Fotokopie oder anderes Verfahren) sowie die Einspeicherung, Verarbeitung, Vervielfältigung und Verbreitung mithilfe elektronischer Systeme jeglicher Art, gesamt oder auszugsweise, ist ohne ausdrückliche schriftliche Genehmigung des Autors untersagt. Die Inhalte dürfen keinesfalls veröffentlicht werden. Bei Missachtung werden rechtliche Schritte eingeleitet.

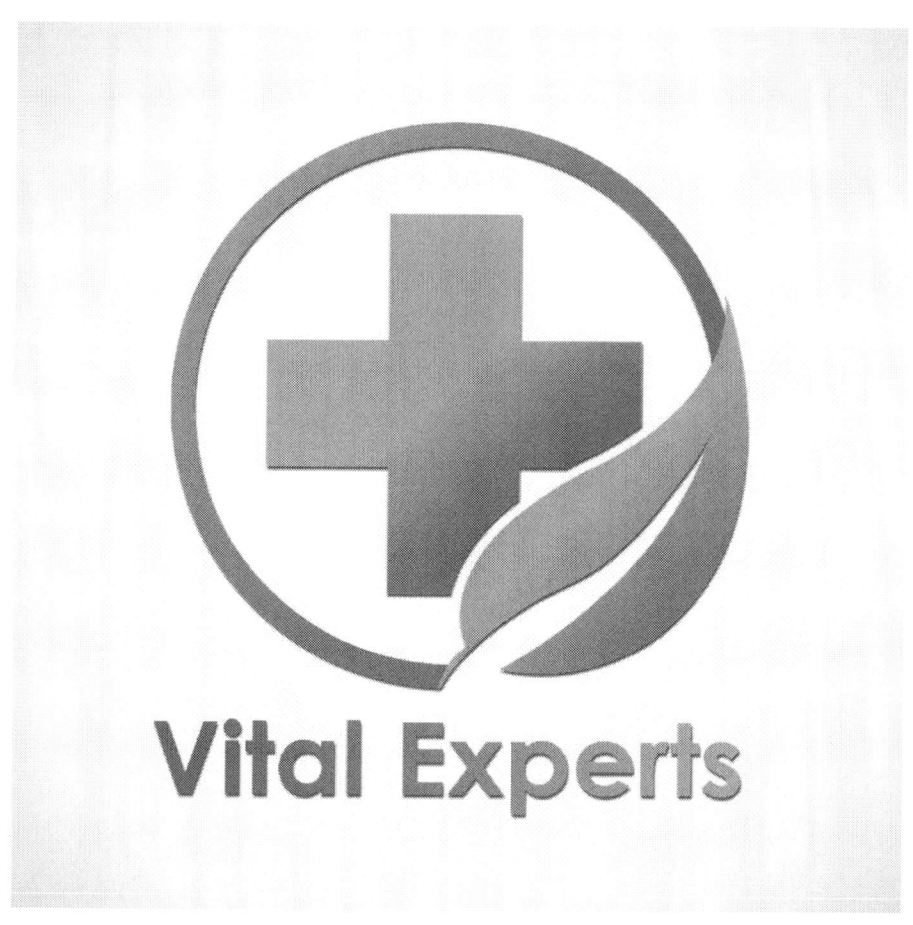

Printed in Poland
by Amazon Fulfillment
Poland Sp. z o.o., Wrocław